The Prince's Medicine
Illustration Book

王子様のくすり図鑑

著 木村美紀
作画 松浦 聖
臨床アドバイザー
石川洋一
国立成育医療研究センター

じほう

ここはくすりの国のお城の中にある書物の部屋。
今日も王子はくすりの先生である導師の授業を
受けています。

ところが王子は居眠りばかり……
この国で立派な王になるためには、
くすりの知識を身につけなければなりません。

『このままではイカン!
　もっとくすりに興味をもって
　もらわねば…』

王子の将来を心配した導師は、
秘伝の術を使うことを
決めたのでした──

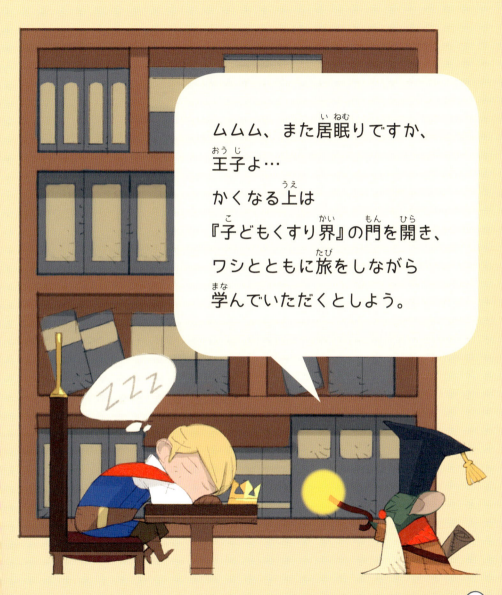

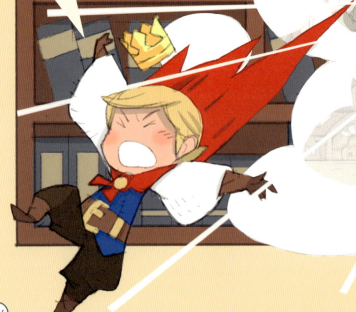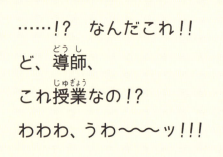

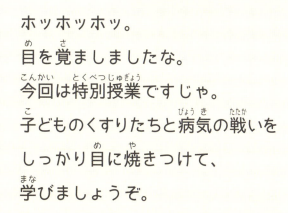

ホッホッホッ。
目を覚ましましたな。
今回は特別授業ですじゃ。
子どものくすりたちと病気の戦いを
しっかり目に焼きつけて、
学びましょうぞ。

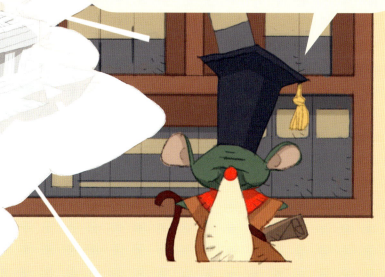

CONTENTS

- **I かぜの章** 008
  —はじまりの街—
- **II 感染症の章** 018
  —うごめく森—
- **III アレルギーの章** 026
  —あらぶる山—
- **IV のど・耳・目の章** 034
  —けがれの洞窟—
- **V 胃と腸の章** 040
  —乱れる機械都市—
- **VI 皮ふの章** 048
  —ひびわれたオアシス—
- **VII 最後の章** 054
  —忘れ去られた空中神殿—

くすりの基礎知識 ……………… 061

くすりの
キャラクターファイル ……… 070

病原体の
モンスターファイル …………… 123

- 本書では薬をより身近に感じていただくために、一般の方が理解しやすいと思われる情報を優先している場合や、キャラクターをあえて思い切った比喩やデフォルメで表現している場合があります。正確な医薬品情報を知りたい方はそれぞれの医薬品添付文書や専門書などをご覧ください。
- 本書に掲載されている内容は、出版時点における情報に基づいて編集しています。

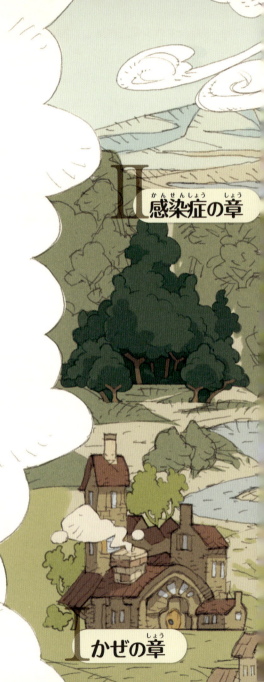

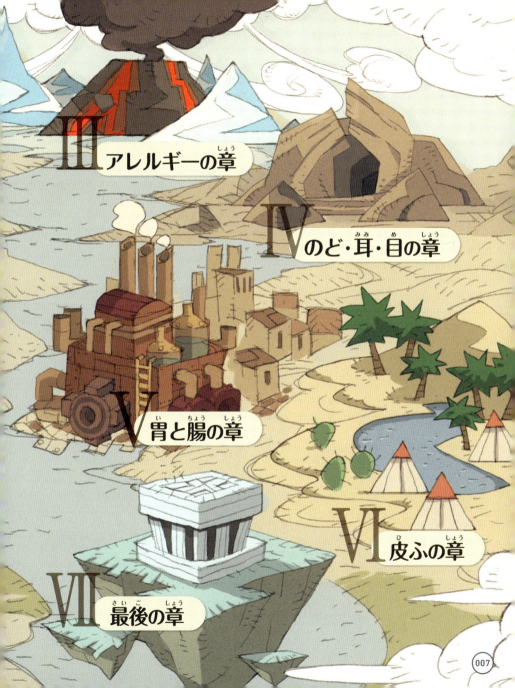

I かぜの章
―はじまりの街―

導師は近くに街があるのを見つけました。まだ状況が飲み込めていない王子の手を引いて、街に向かって歩みを進めます。

「王子、何やら"かぜ"の気配を感じますぞ!」

くすりと病気の戦いは、すぐそこではじまっているようです――

[この章に登場する症状]

- ◆ **かぜ**:ウイルスや細菌などが体内に侵入することで起こる感染症。発熱、頭痛、のどの痛み、せき、たん、鼻水といった症状がある。
- ◆ **発熱 [かぜ]**:体内に入ってきた病原体に抵抗するため、体温を上げて、病原体の増殖を抑え、免疫の機能を高めるといわれている。
- ◆ **頭痛 [かぜ]**:発熱などによって血管が膨張し、頭部周辺の神経を刺激することで、頭痛が起こるといわれている。
- ◆ **せき**:気道に入り込んだ異物を外に出すための反応。
- ◆ **たん**:肺や気管支から分泌される粘液。病原体やほこりなどの異物を絡めとって外に出し、気道内をきれいにする役割がある。
- ◆ **肺炎・気管支炎**:細菌・ウイルス・真菌の感染などにより起こる、肺・気管支の炎症。この章で登場するのは、マイコプラズマに感染して起こるマイコプラズマ肺炎。
- ◆ **クループ**:主にウイルスに感染して起こる疾患。咽頭が炎症を起こして腫れて、声が枯れたり、ケンケンいうせきが出たり、呼吸困難が起こる。
- ◆ **インフルエンザ**:インフルエンザウイルスが引き起こす感染症。38℃以上の高熱、全身のだるさ、筋肉痛、のどの痛み、せきといった症状がある。

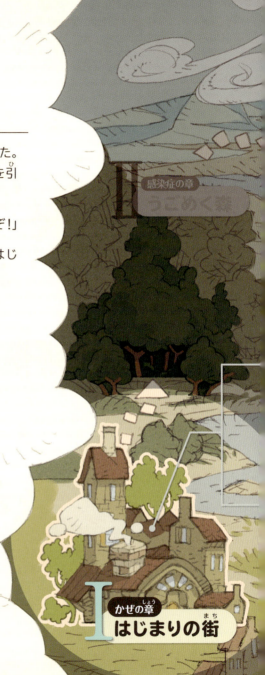

I かぜの章
はじまりの街

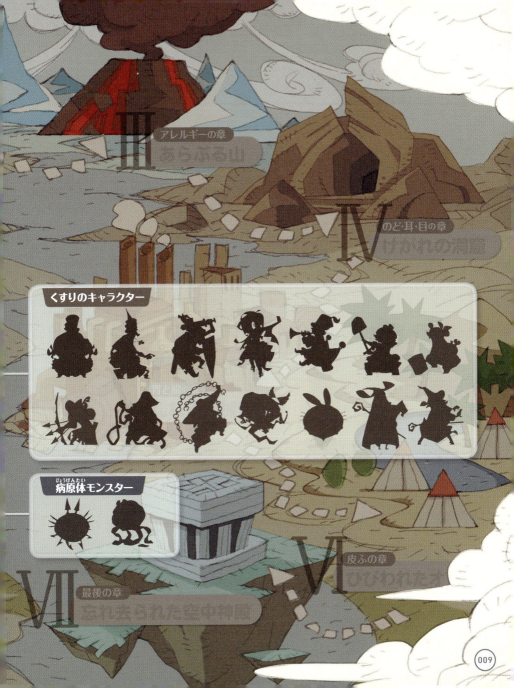

発熱・頭痛

はじまりの街へとつながる街道で異変がおきています！ 赤く発熱し、痛みやけいれんをよぶ雲がひろがっています。これは「かぜ」の災いに違いありません。そこには熱や痛みをしずめる魔法をとなえる僧侶、けいれんをしずめる踊り子、炎症と戦う戦士の姿がありました。

> アンヒバと カロナールは ねつを しずめる まほうを はなった！

アンヒバ
→ P.073

カロナール
→ P.072

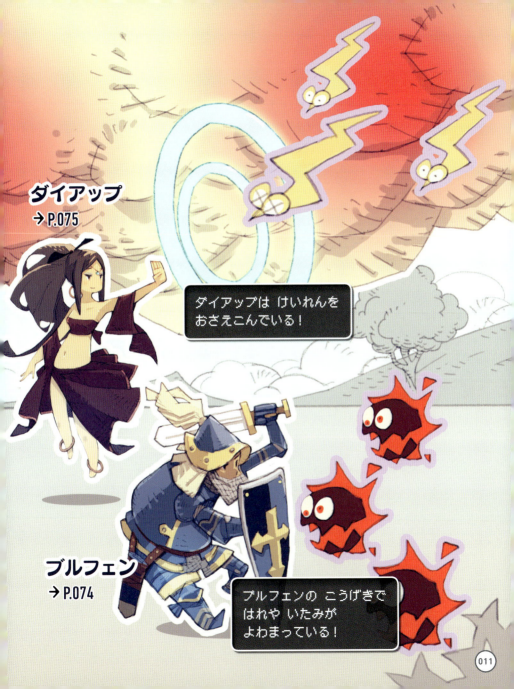

せき、たん

街をぐるりと囲んだ運河の近くで「せき」と「たん」が大騒ぎ！ このままでは運河の流れがとまってしまいます。こんなときには、「せき」をしずめる音楽家と「たん」を取り除く職人の出番です。街の防壁に近づく病原体たちは、見事な腕をもつ狩人の矢でバタバタと倒れていきます。

アスベリン
→ P.076

アスベリンの せきをしずめる メロディーが ひびきわたる…

ムコサール
→ P.077

ムコサールと ムコダインが さぎょうを かいし！ たんを どんどん すくいあげる！

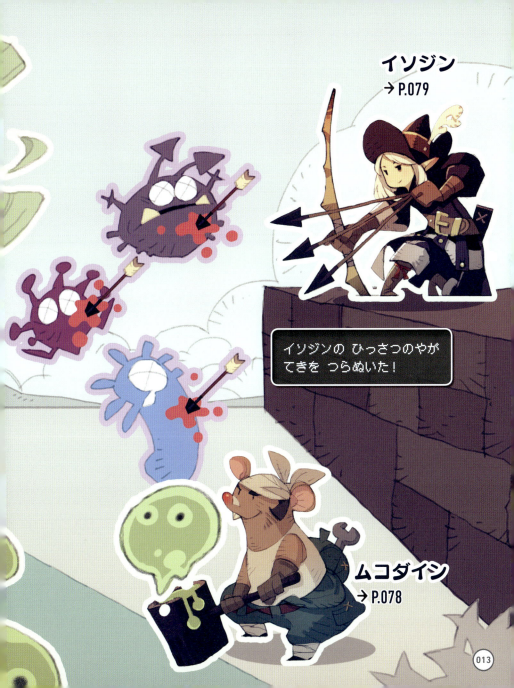

肺炎・気管支炎、クループ

街はどうやら病原体の襲撃にあったようで「肺炎・気管支炎」状態におちいっています！ そこに、病原体を捕まえる特殊部隊の二人が参上。井戸からは「クループ」の炎が、犬の鳴き声のような音をあげながら燃えさかっています。そこでは、圧倒的なチカラをもつ神獣が「クループ」の炎をしずめようとしています。

ジスロマック
→ P.081

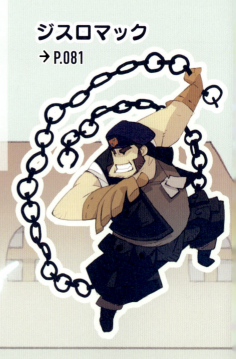

> クラリスと ジスロマックの
> スキルが はつどう！
> びょうげんきんは
> いっぽも うごけない！

マイコプラズマ
→ P.137

クラリス
→ P.080

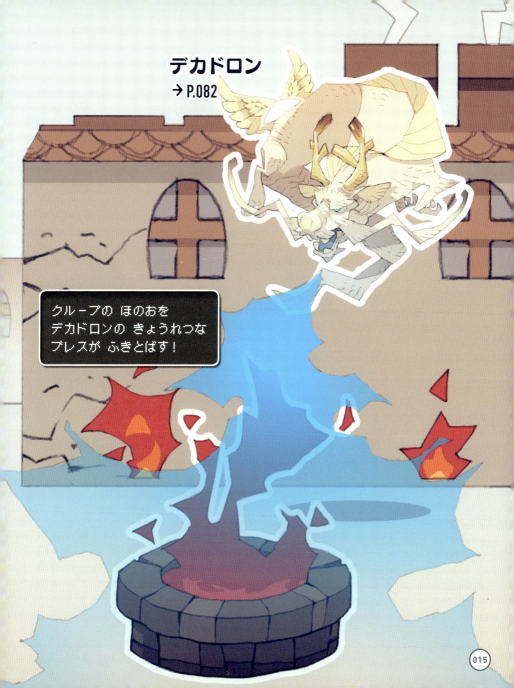

インフルエンザ

火の手は街の中心部にもひろがっていました。ここは悪名高き病原体「インフルエンザウイルス」に気に入られてしまったようです……でも大丈夫、ワクチンの訓練を受けた「免疫細胞」たちが、病気と戦うための"免疫力"をすばやく発揮しています。魔道士たちも負けじとウイルスをおさえこむ魔法を放っています。

インフルエンザワクチン
→P.083

インフルエンザウイルス
→P.124

> ワクチンに とっくんをうけた めんえきさいぼうが ウイルスを おいつめている！

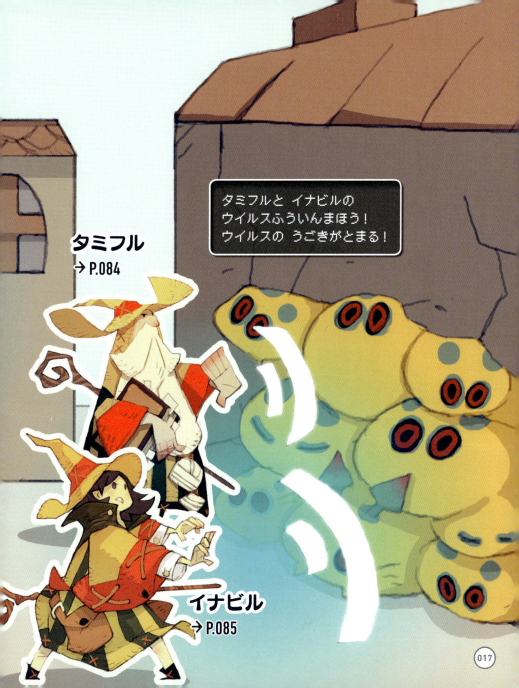

II 感染症の章
―うごめく森―

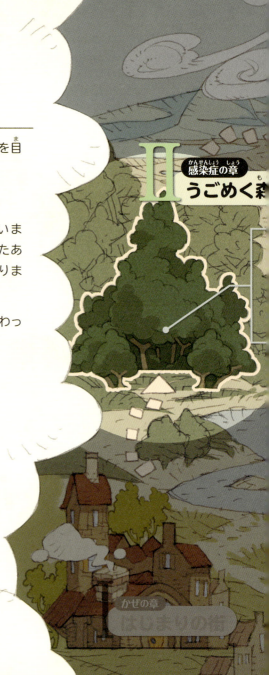

「はじまりの街」で、くすりたちの活躍を目の当たりにした王子は、興奮気味です。

「くすりってすごい！」

王子の話を導師はにこやかに聞いています。ところが、大きな森にさしかかったあたりで導師の表情が険しいものに変わりました。

森の全体から"感染症"のうごめきが伝わってくるのです――

[この章に登場する症状]

- ◆ おたふくかぜ：ムンプスウイルスが引き起こす感染症。「流行性耳下腺炎」ともいう。両側のほおが腫れる。
- ◆ 水ぼうそう：水痘・帯状疱疹ウイルスが引き起こす感染症。「水痘」ともいう。皮膚の表面が赤くなって次第に水ぶくれとなり、最後はかさぶたになる。
- ◆ 帯状疱疹：水痘・帯状疱疹ウイルスが引き起こす感染症。水ぼうそうが治った後、同じウイルスが体内の神経節にひそみ、免疫力が弱ったときに出てきて、帯状の水ぶくれをつくる。
- ◆ 風しん：風しんウイルスが引き起こす感染症。「三日はしか」ともいう。発疹、発熱、リンパ節の腫れといった症状がある。
- ◆ 麻しん：麻しんウイルスが引き起こす感染症。「はしか」ともいう。発熱、せき、鼻水、発疹といった症状がある。
- ◆ ヘルペス：ヘルペスウイルスが引き起こす感染症。口唇ヘルペス、性器ヘルペス、水痘、帯状疱疹などがある。

018

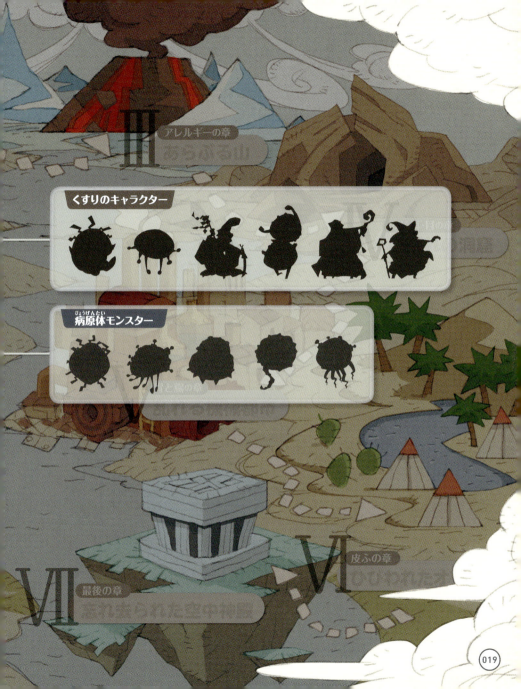

おたふくかぜ、水ぼうそう

森に足を踏み入れると、病原体のウイルスたちがうごめくすがたが！ 大地は「おたふくかぜ」に、大きな神木は「水ぼうそう」におそわれています。しかし、ワクチンが引き出した森の"免疫力"がウイルスの好きにはさせません。ただれてしまった神木の肌は結界師の術が保護しているので安心です。

> ワクチンに きたえられた めんえきの パワーが はつどう！ ウイルスは いきおいを うしなっている

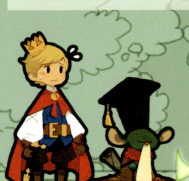

おたふくかぜワクチン
→ P.086

ムンプスウイルス
→ P.125

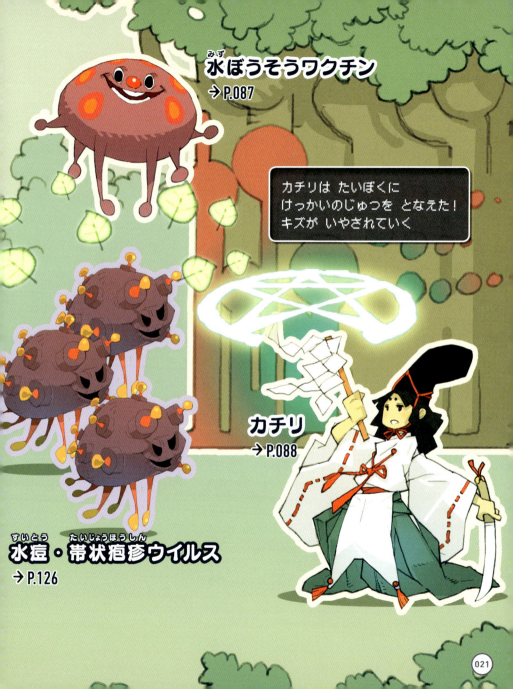

風しん、麻しん

美しかった森はウイルスに侵入されてしまいました。でも、あきらめてはいけません。神木の太い幹は「風しん」と「麻しん」におかされつつありますが、ワクチンに鍛えられた森の"免疫力"が必死でウイルスと戦っています。ウイルスに勝つためにはワクチンで備えることが大切なのです。

麻しんウイルス
→ P.128

> もりの たいぼくが
> ウイルスに とりつかれて
> むしばまれている……

風しんウイルス
→ P.127

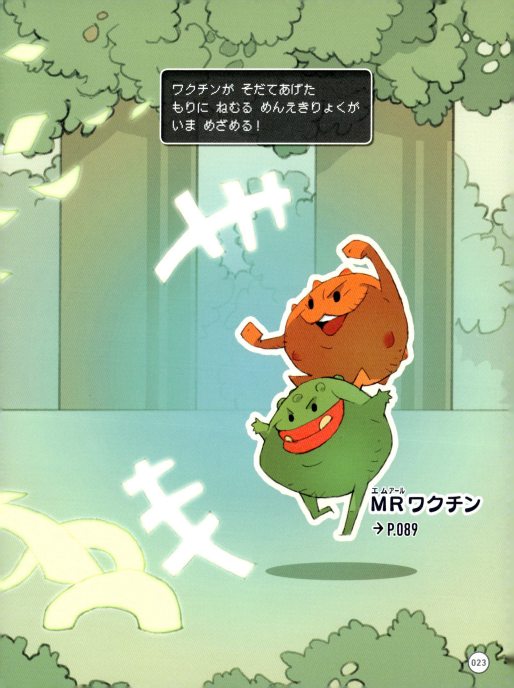

ヘルペス

「ヘルペス」ウイルスが森の泉を汚染しています。痛めつけられた森の悲鳴が聞こえるようです。このウイルスはなかなか倒せない、やっかいな病原体です。そこで駆けつけたのは二人の魔道士。ウイルスの自由を奪い、泉を浄化する魔法で、美しい森を取り戻すために戦い続けています。

バルトレックス → P.091

ゾビラックス → P.090

ゾビラックスと バルトレックスの ゆびさきから ふういんまほうの ひかりが はなたれた！

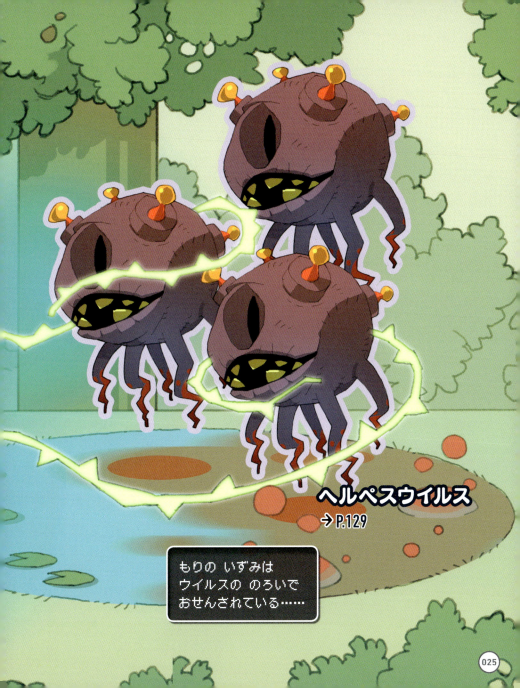

アレルギーの章
―あらぶる山―

くすりたちのチカラで「うごめく森」はもとの美しい姿を取り戻せそうだと導師から聞いた王子は、ホッとした様子です。

足取り軽く森をぬけた二人の前に、とつぜん大きな山があらわれました。赤く、まるで何かに怒っているような山を見て、導師はつぶやきます。

「…ふうむ。"アレルギー"が山を混乱させておるな」――

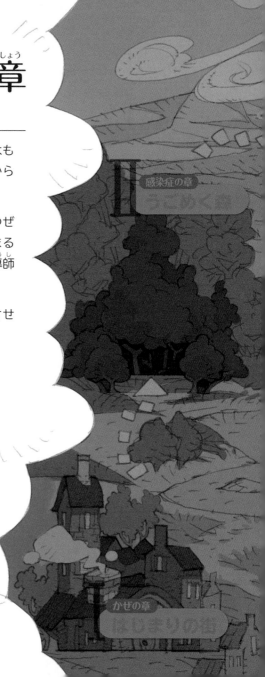

[この章に登場する症状]

- ◆ ぜんそく：アレルギー反応などにより、気道に慢性炎症が生じて気道が過敏になり、発作が起きると気道が狭くなる病気。繰り返し咳が出て、呼吸しづらくなる。
- ◆ 花粉症：花粉に対する季節性のアレルギー性鼻炎・結膜炎。花粉を外に追い出すため、くしゃみ、鼻水、涙といった症状が出る。
- ◆ アレルギー性鼻炎：鼻粘膜でのアレルギー反応。くしゃみ、鼻水、鼻づまりといった症状がある。
- ◆ アレルギー性結膜炎：目の結膜（まぶたの裏側と白目の部分を覆う粘膜）でのアレルギー反応。目のかゆみ、目の異物感、涙、目の充血、目やにといった症状がある。
- ◆ アトピー性皮膚炎：アレルギー反応などにより、皮膚に湿疹ができてかゆくなる病気。

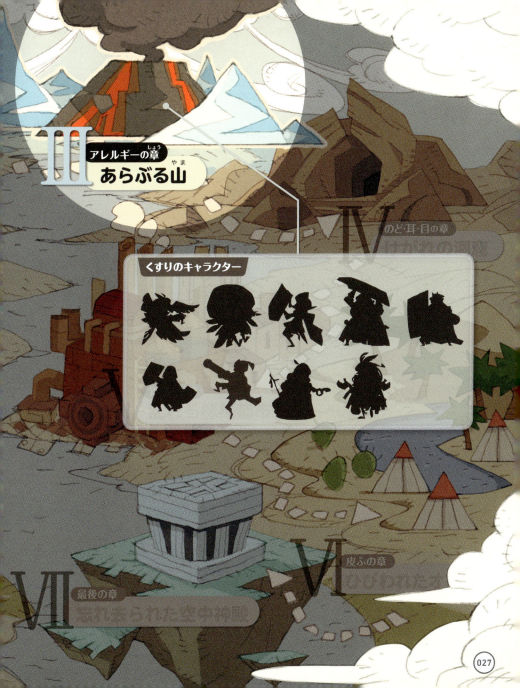

ぜんそく

ひゅーひゅーと山道に響く音の正体は「ぜんそく」でした。ボコボコと突き出した山肌に風がぶつかって、苦しくうなりを上げているようにも聞こえます。ふさがれた道を切り開くために、空の戦士が舞い降りました。またたく間に道が整えられていきます！

> やまの ぜんたいに
> ぜんそくの おとが
> とどろいている……

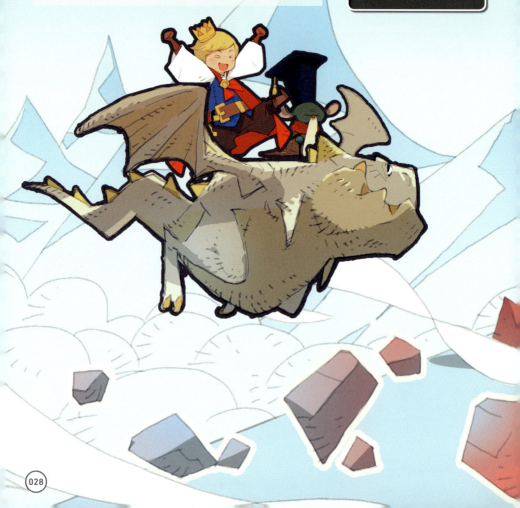

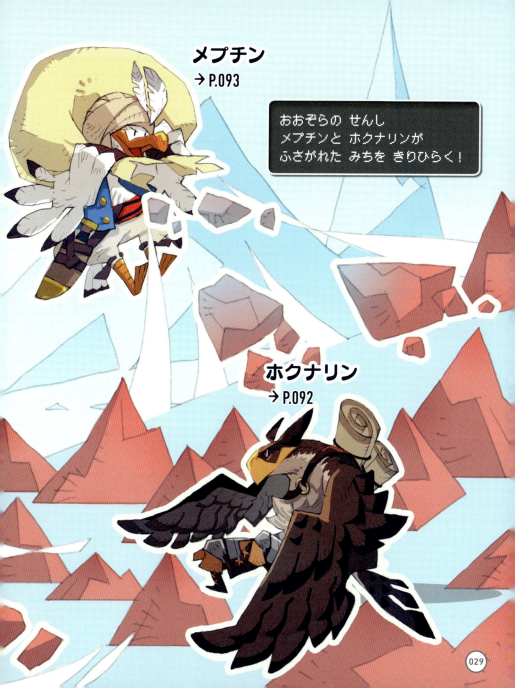

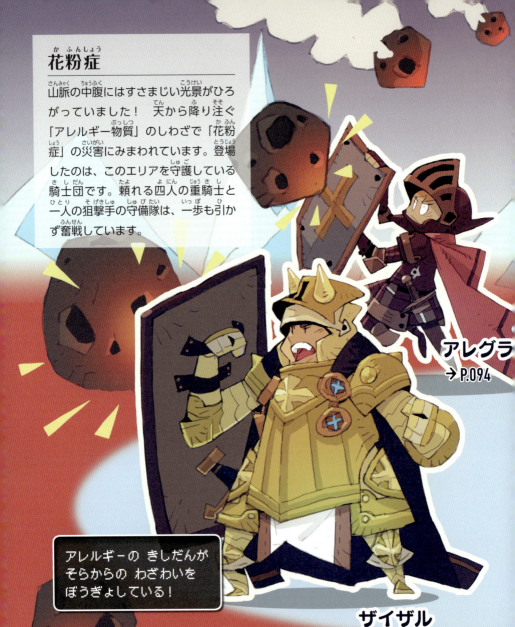

花粉症

山脈の中腹にはすさまじい光景がひろがっていました！ 天から降り注ぐ「アレルギー物質」のしわざで「花粉症」の災害にみまわれています。登場したのは、このエリアを守護している騎士団です。頼れる四人の重騎士と一人の狙撃手の守備隊は、一歩も引かず奮戦しています。

> アレルギーの きしだんが
> そらからの わざわいを
> ぼうぎょしている！

アレグラ
→ P.094

ザイザル
→ P.095

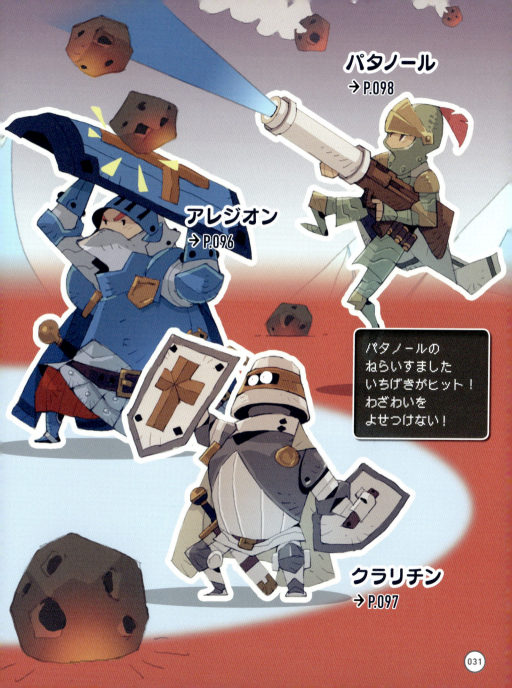

アトピー性皮膚炎

あらぶる山の頂上では、熱くたぎるマグマのような「アトピー性皮膚炎」が起こっています。荒れて乾いた山肌をうるおすために、手をかざす年老いたシャーマン。まだ赤く熱をもつ山肌に結界を張るために、呪文を唱える祈とう師。二人の祈りが山から混乱を遠ざけていきます。

げんいんふめいの ふんかで
アトピーの マグマが
あふれだした！

ヒルドイド
→ P.099

あれて かわいた だいちに
ヒルドイドの いのりが
しみこんでゆく

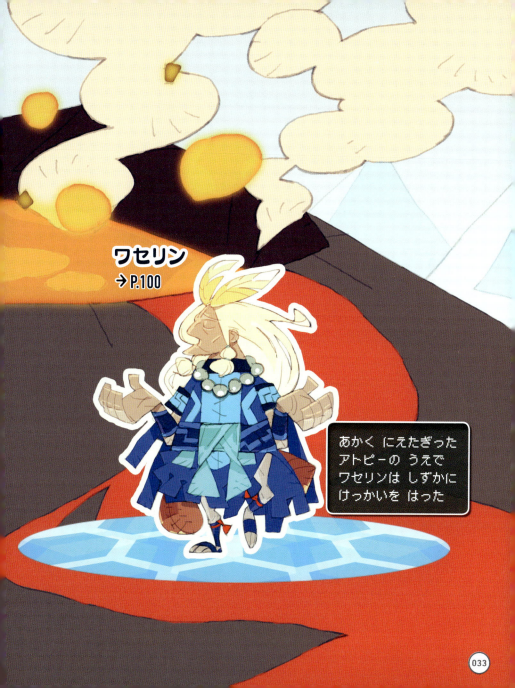

IV のど・耳・目の章
―けがれの洞窟―

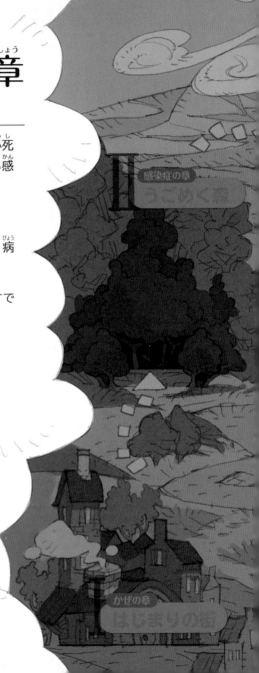

「あらぶる山」の混乱を鎮めるために、必死で戦うくすりの姿を見て、王子も導師も感動の様子。

「からだを守るって、すごい仕事だなぁ」

そんな二人を次に待ちうけているのは、病原菌にけがされてしまった洞窟。

"攻める"くすりたちによる討伐隊が、すでに洞窟に潜入しているようです——

[この章に登場する症状]

- ◆ **咽頭炎（溶連菌性）**：溶連菌（A群β溶血性レンサ球菌）などに感染して起こる、のどの炎症。発熱、のどの痛みといった症状がある。
- ◆ **外耳炎・中耳炎**：外耳（耳の入口から鼓膜まで）や中耳（鼓膜の内側）が細菌などに感染して起こる炎症。耳の痛みといった症状がある。
- ◆ **結膜炎**：細菌やウイルスの感染、アレルギー反応などによって起こる、目の結膜（まぶたの裏側と白目の部分を覆う粘膜）の炎症。目の充血、目やにといった症状がある。

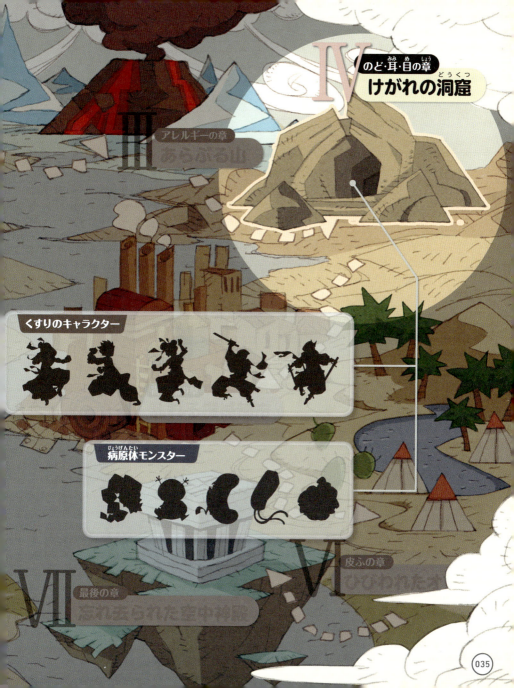

咽頭炎、外耳炎・中耳炎

湿ってよどんだ空気がただよう洞窟は「咽頭炎」「外耳炎・中耳炎」を引き起こす病原菌のかっこうの住み家です。病原菌討伐のために三人の武闘家が選ばれました。彼らは病原菌の結界"細胞壁"を破って倒すワザの持ち主です。敵との相性がいい組み合わせで、それぞれ敵を撃破していきます。

> びょうげんきんの どくで のどと みみの どうくつが けがされている

化膿レンサ球菌
→ P.131

サワシリン
→ P.101

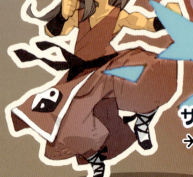

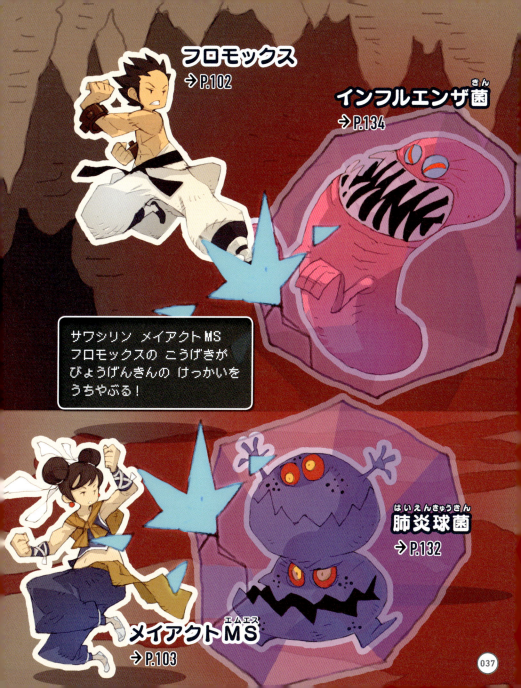

外耳炎・中耳炎、結膜炎

ここでも洞窟を汚染している病原菌が「外耳炎・中耳炎」を起こそうとしています。さらに洞窟の奥深くには大きな滝がありました。滝は「結膜炎」を起こす病原菌に汚染されています。登場した討伐隊はニンジャの兄弟。気配を消して病原菌に近寄り、死角からの一撃で仕留めていきます。

タリビッド
→ P.104

> タリビッドの せんせいこうげき！
> みみを あらす びょうげんきんの
> きゅうしょに ヒット！

緑膿菌
→ P.135

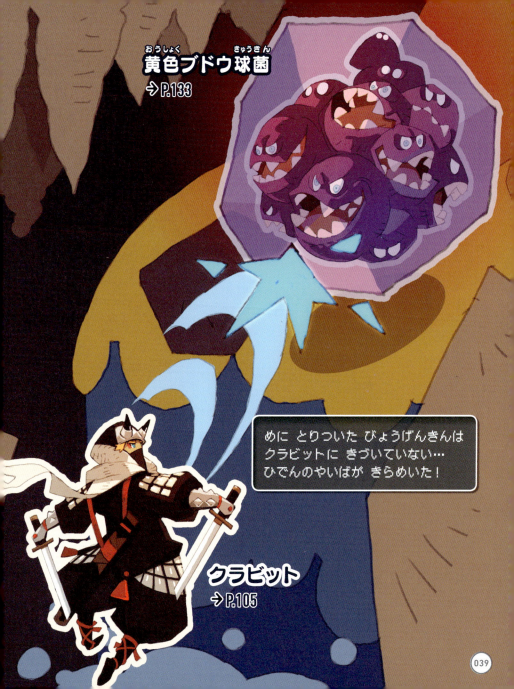

Ⅴ 胃と腸の章
―乱れる機械都市―

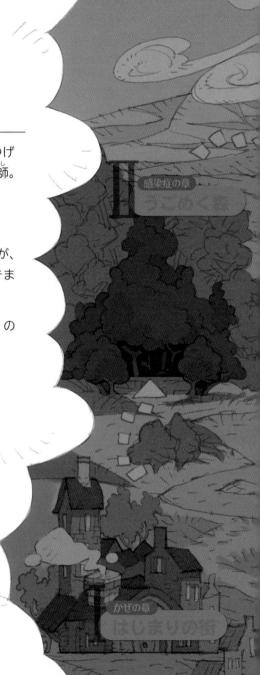

勇ましい討伐隊のくすりたちに別れをつげて「けがれの洞窟」を後にした王子と導師。旅はまだまだ続きます。

「そろそろ街で休みたいよ〜‼」

王子のわがままに困り顔の導師でしたが、幸運なことに大きな機械都市が見えてきました。

われ先にと歩みを早める二人。"胃と腸"の大混乱の真っ最中とも知らずに――

［この章に登場する症状］

- ◆ 下痢：便を出す回数や排便量が増えて、水分量の多い液状の便が出る状態。
- ◆ 吐き気・おう吐：食物など胃に入ったものを、食道や口を通して吐き出そうとする状態。
- ◆ 便秘：便を出す回数や排便量が減って、水分量の少ない固い便が出る状態。
- ◆ ロタウイルス感染症：ロタウイルスが引き起こす感染症。急性胃腸炎になり、水のような下痢、吐き気・おう吐、発熱、腹痛といった症状が出る。
- ◆ 尿路感染症：大腸菌などに感染して起こる、腎臓や膀胱の感染症。腎臓の細菌感染症（腎盂腎炎）では、発熱、腰痛といった症状が出る。膀胱炎では、頻尿、排尿時の痛みといった症状が出る。

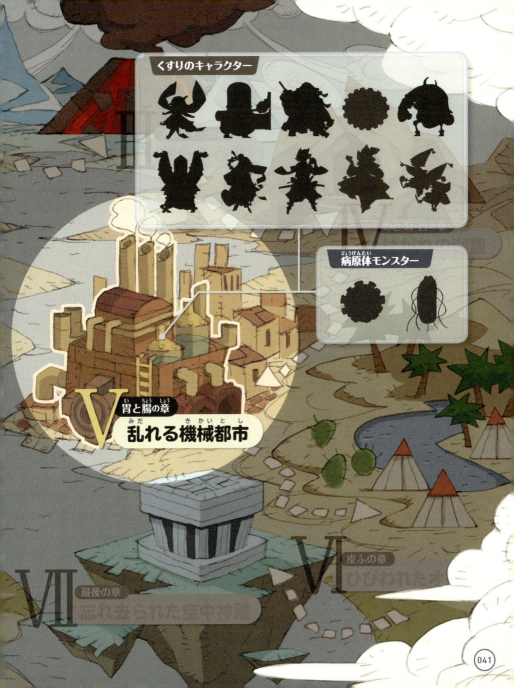

吐き気・おう吐、下痢、便秘

機械都市の工場では、歯車がガタついて「吐き気・おう吐」のトラブルが起きたようですが、技術者のリーダーがすばやく指揮して、騒ぎはおさまりそうです。機械の巨人が「下痢」のパイプをがっちりおさえます。都市に遊びにきた白い妖精が「下痢、便秘」の悪さをする菌を追い出しています。

ロペミン
→ P.107

ゆるんだ げりのパイプを
ロペミンは つよいちからで
おさえこんでいる！

ビオフェルミン
→ P.106

ビオフェルミンの はばたきで
げりや べんぴを おこしていた
あくだまきんが にげだした！

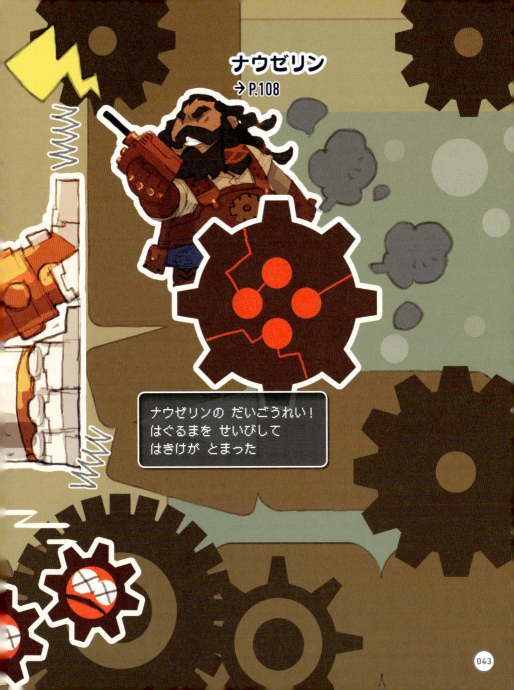

便秘、ロタウイルス感染症

工場の中心部は「ロタウイルス感染症」のショックで「下痢」「おう吐」といったトラブルが！ 幸運なことに「免疫細胞」たちはワクチンの教えを受けていたので、あわてることなくすばやくウイルスと戦っています。そんな騒ぎはどこ吹く風、二人のはたらきものは「便秘」のパイプづまりを鼻歌まじりでなおすのでした。

> こうじょうの はかいをたくらむ げりや おうとの ウイルスを ワクチンに きたえられた めんえきさいぼうが むかえうつ！

ロタウイルス
→ P.130

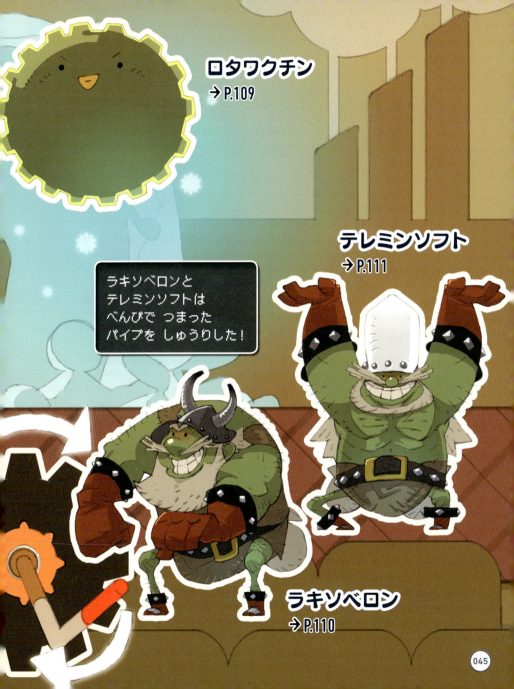

尿路感染症

機械都市の生活を支える重要な地下水道が、病原菌に荒らされているとの報告が入りました。嫌な予感は的中…そこには「尿路感染症」を起こす病原菌がのさばっていました。集められたのは武闘家、ニンジャ、特別捜査官、双子の魔法使いの五人。スペシャルチームの活躍で都市の平和は守られそうです。

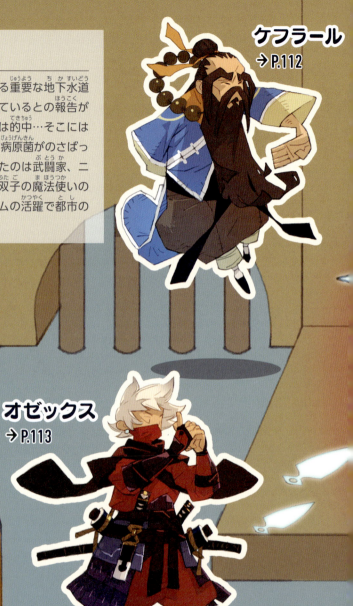

ケフラール
→ P.112

オゼックス
→ P.113

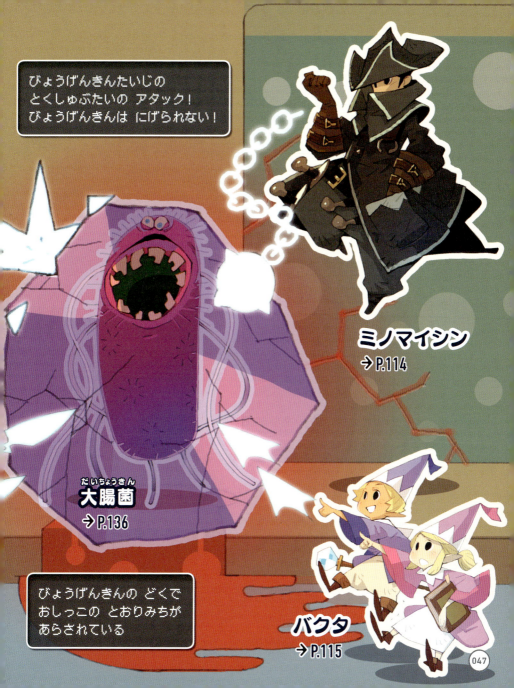

Ⅵ 皮ふの章
―ひびわれたオアシス―

「いやはや…たいへんな目にあいましたな…」

機械都市での騒動で導師はすっかり疲れてしまったようですが、王子は元気いっぱいです。くすりのことが好きになってきているからに違いありません。

「あ！ オアシス発見!! ほらほら早くー!!」

王子が見つけたのは"皮ふ"のオアシス。この旅も終わりに近づいています――

[この章に登場する症状]

- ◆ 発疹：皮膚に現れた、目で見える変化の総称。皮膚の赤み、じんましんなど。
- ◆ あせも：汗が出る通り道がつまって、汗が皮膚表面へ出られず皮膚の中にたまる病気。「汗疹」ともいう。水ぶくれ、赤いブツブツといった症状がある。
- ◆ とびひ：皮膚に細菌が感染して、水ぶくれやかさぶたが広がる病気。「伝染性膿痂疹」ともいう。

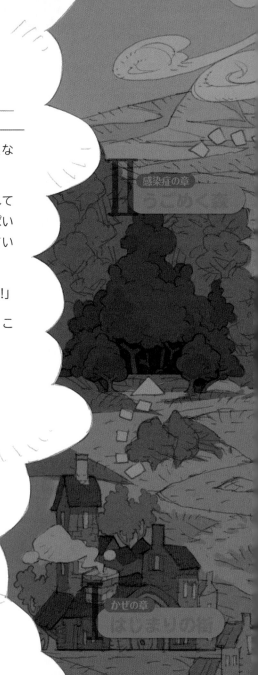

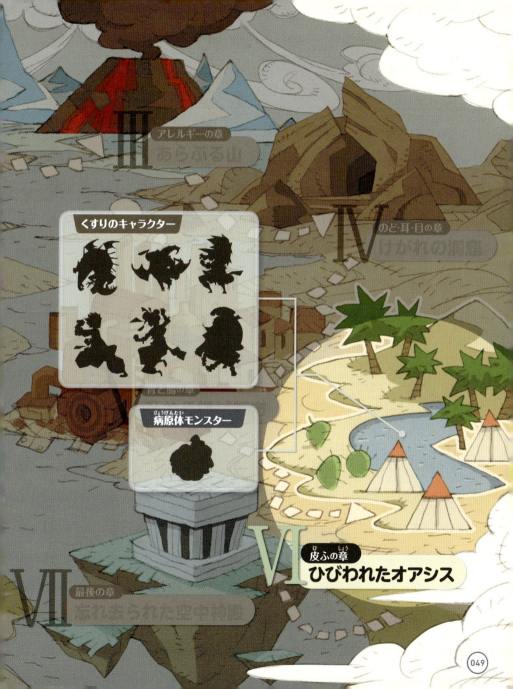

発疹、あせも

このところ「発疹、あせも」の発生が続いて、このままオアシスが荒れ地になってしまうのではと、住民たちは不安をいだいていました。それを知り、やってきたのが二匹のドラゴンです。彼らの得意ワザは赤く熱をもった大地をしずめるブレス。見た目はちょっと怖いけど、やさしい種族です。

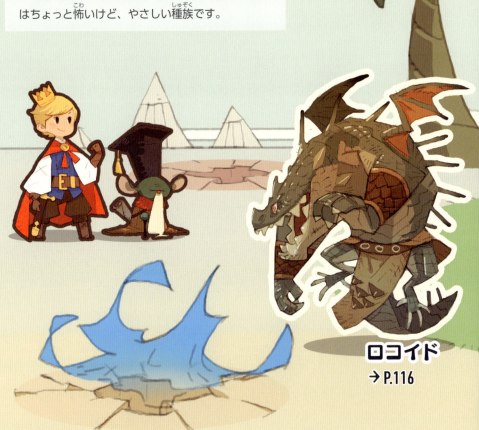

ロコイド
→ P.116

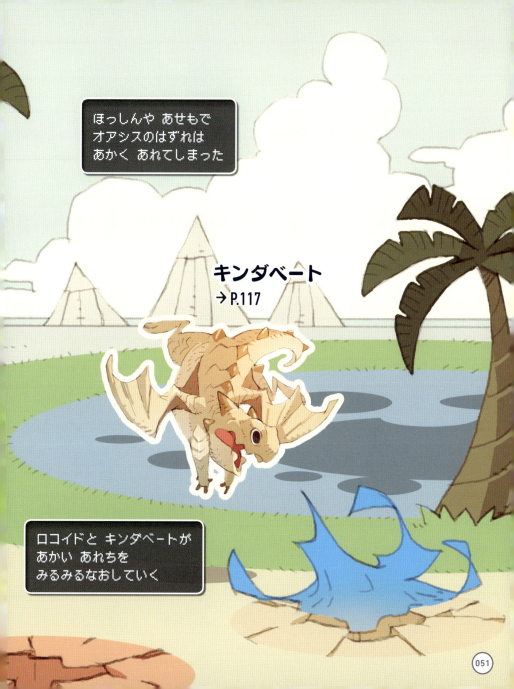

とびひ

オアシスに「とびひ」の病原菌が侵入してしまいました！ 美しい自然がブツブツと汚されていくのを見過ごせないと、旅の武闘家たちが固く拳を握ります。四人が放った一撃は、病原菌の結界を貫き、大きなダメージを与えています。オアシスの緑はきっと守られることでしょう。

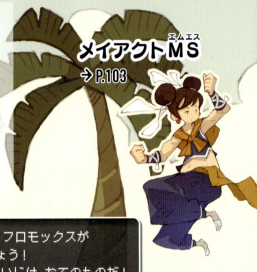

メイアクトMS
→ P.103

> メイアクトMSと フロモックスが
> ふたたび さんじょう！
> びょうげんきんたいじは おてのものだ！

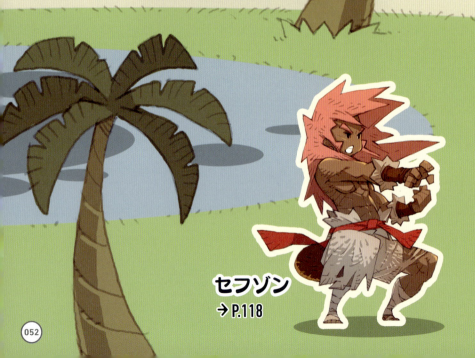

セフゾン
→ P.118

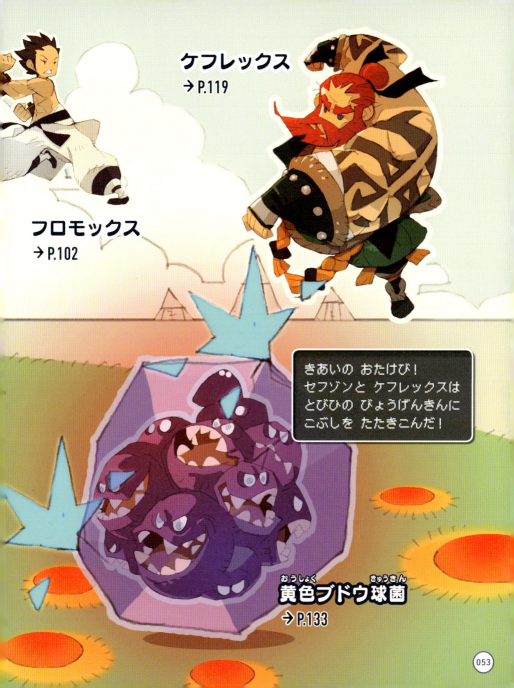

VII 最後の章
─忘れ去られた空中神殿─

「ひびわれたオアシス」を後にした二人は、もとの世界に帰る儀式を行うため、最終目的地の空中神殿に到着しました。

「いよいよ旅も終わりだね」

導師に語りかける王子の姿は、以前よりたくましくなったように見えます。

かつては栄えたこの地も、長い年月が経ち、忘れ去られてしまいました。崩れ去った神殿の奥には巨大な怪物がすむとも伝えられています。果たして二人は無事に旅を終えられるのでしょうか──

[この章に登場する症状]

- ◆ **熱中症**：温度や湿度が高い環境に長時間いることにより、だんだん体内の水分や塩分のバランスが崩れ、体温がうまく調節できなくなる状態。めまい、頭痛、吐き気・おう吐といった症状がある。
- ◆ **貧血**：血液に含まれる赤血球やヘモグロビン量などが減って、体内の酸素が少なくなった状態。めまい、全身のだるさ、息切れといった症状がある。
- ◆ **ぎょう虫症**：ヒト体内の腸に住みついたぎょう虫という寄生虫が引き起こす感染症。夜にメスが腸から肛門へ出てきて動き周り、肛門あたりの皮膚に卵を産みつけるため、肛門付近にかゆみが生じ、かいて湿疹ができることがある。

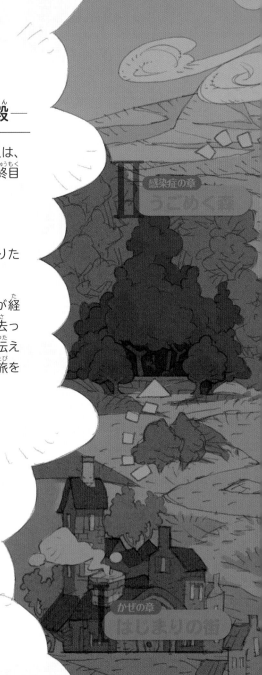

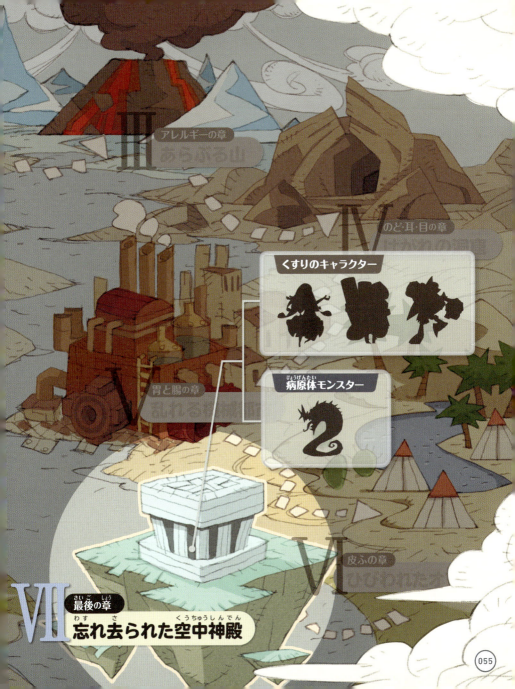

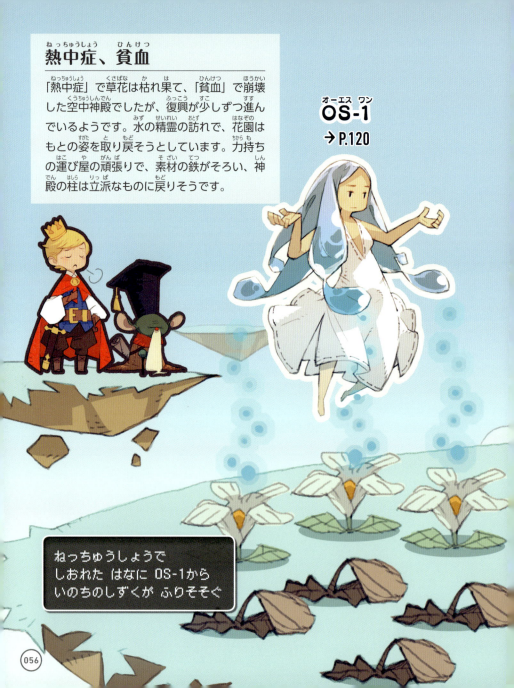

熱中症、貧血

「熱中症」で草花は枯れ果て、「貧血」で崩壊した空中神殿でしたが、復興が少しずつ進んでいるようです。水の精霊の訪れで、花園はもとの姿を取り戻そうとしています。力持ちの運び屋の頑張りで、素材の鉄がそろい、神殿の柱は立派なものに戻りそうです。

OS-1
→ P.120

ねっちゅうしょうで
しおれた はなに OS-1から
いのちのしずくが ふりそそぐ

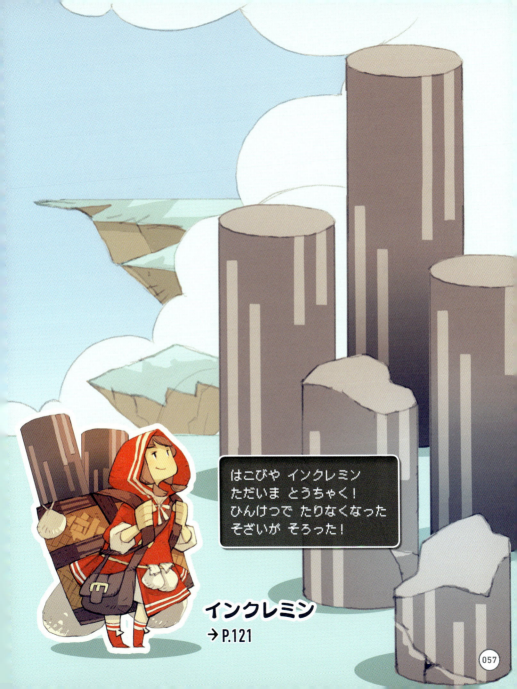

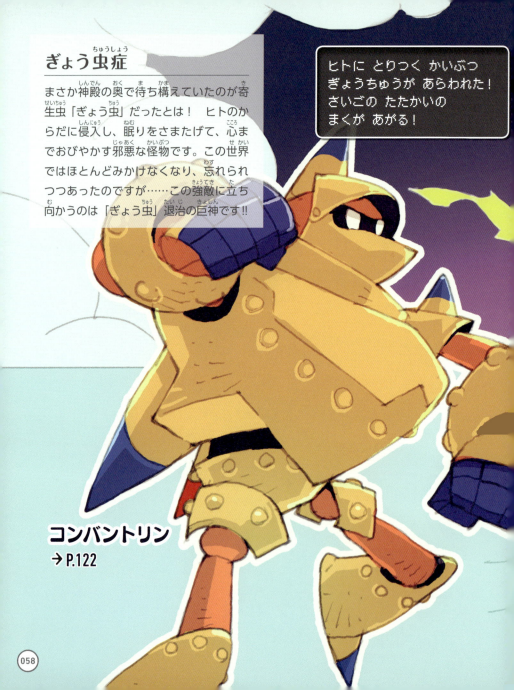

ぎょう虫症

まさか神殿の奥で待ち構えていたのが寄生虫「ぎょう虫」だったとは！ ヒトのからだに侵入し、眠りをさまたげて、心までおびやかす邪悪な怪物です。この世界ではほとんどみかけなくなり、忘れられつつあったのですが……この強敵に立ち向かうのは「ぎょう虫」退治の巨神です!!

ヒトに とりつく かいぶつ ぎょうちゅうが あらわれた！ さいごの たたかいの まくが あがる！

コンバントリン
→P.122

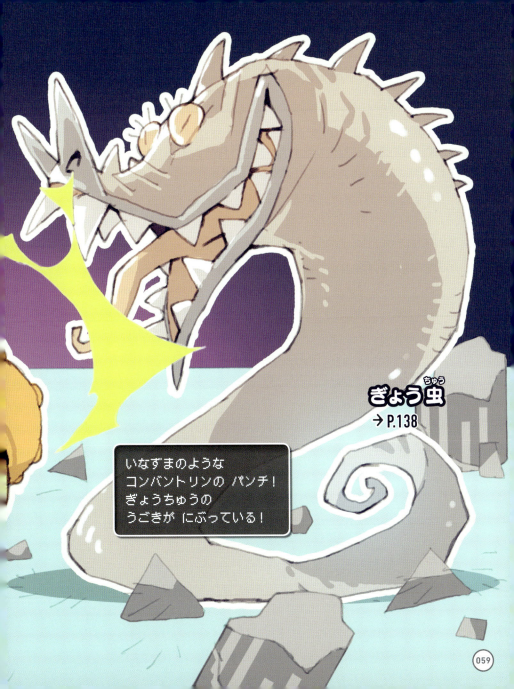

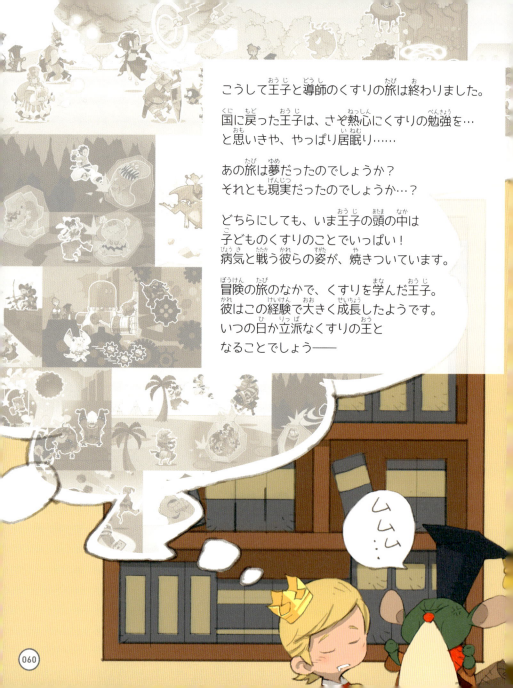

こうして王子と導師のくすりの旅は終わりました。
国に戻った王子は、さぞ熱心にくすりの勉強を…
と思いきや、やっぱり居眠り……

あの旅は夢だったのでしょうか？
それとも現実だったのでしょうか…？

どちらにしても、いま王子の頭の中は
子どものくすりのことでいっぱい！
病気と戦う彼らの姿が、焼きついています。

冒険の旅のなかで、くすりを学んだ王子。
彼はこの経験で大きく成長したようです。
いつの日か立派なくすりの王と
なることでしょう――

Elementary
knowledge
of medicine

くすりの基礎知識

くすりが体の中で何をしているのか、病原体とは何者か、アレルギーはどうして起こるのかなどの詳しい情報をここにまとめました。正しい知識を身につけて、より深くくすりと病気の関係を学びましょう！

▶ **くすりはなぜ効く？** ……………………………… P.062

▶ **大人と子どものくすりの違い** ………………… P.063

▶ **細菌とウイルス──侵入者を倒せ** ………… P.064

▶ **アレルギーってなんだ？──暴走する守備隊** P.066

▶ **くすりの飲み方** …………………………………… P.068

▶ **ワクチンと予防接種** ……………………………… P.069

くすりはなぜ効く？

くすりって、病気のときに症状をやわらげて助けてくれますよね。くすりは、病気を治療したり予防したりする目的で使われます。あんな小さい一粒のくすりの中に、ものすごい力が秘められています。では、くすりはなぜ効くのでしょうか？

くすりには飲み薬・注射薬・塗り薬・貼り薬・坐薬などいろんな形があります。ここでは、飲み薬を飲んだ場合のくすりの運命をたどってみましょう。飲んだくすりは食道→胃→十二指腸→小腸を通り、小腸の粘膜から吸収されて血液へ入ります。血液の流れにのって、まず通るのが肝臓です。肝臓では、くすりは体にとって異物だと認識されるため、一部は分解されたりして失われてしまいますが、残ったくすりは再び血液にのって全身をぐるぐる巡り、やがて目的地にたどり着きます。

目的地の細胞には、体内の働きをコントロールするスイッチがあります。スイッチには様々な種類があって、受容体、酵素、イオンチャネル、トランスポーターなどと呼ばれています。くすりは、そのスイッチに自らくっついて作用することで、体が本来持っている力が弱くなっているのを強めたり、強くなりすぎているのを抑えたりします。その結果、病気の症状がやわらいだら、くすりが効いたことになります。ただし、くすりが強く効きすぎたり、目的とは違う場所で作用したりすると、**副作用**が現れることもあります。

くすりは作用した後また血液にのって全身を回りながら、一部は肝臓で分解されてなくなったり、一部は腎臓で尿中へ排泄されたりします。いずれは体内から完全に消えて、効き目もなくなってしまいます。

大人と子どものくすりの違い

　一言で子どもといっても、年齢によって呼び方が変わります。生後4週未満を新生児、1歳未満を乳児、7歳未満を幼児、15歳未満を小児と呼びます。成長にともなって、体のつくりやくすりの感受性が変わっていきます。新生児では、飲み薬が胃を通るのに時間がかかり、くすりはゆっくり吸収される傾向にあります。また、新生児は肝臓や腎臓が未発達でくすりを消失させる力が低く、くすりが長く体にとどまることもあります。子どもと大人ではくすりの効き目が違うため、それぞれに合ったくすりの用法・用量が決められています。

　子どもに合ったくすりの量は、体重や年齢などによって変わります。適切なくすりの量を見積もるには、いろんな方法があります。体重1kgあたりくすり何mgが使える範囲かくすりごとに違うので、それを参考に体重から求めることができます。他にも次のような換算表が知られています。

Von Harnackの換算表 （成人の薬用量を1とした場合の小児薬用量比）

月齢	3か月	6か月	1歳	3歳	7.5歳	12歳	大人
用量比	1/6	1/5	1/4	1/3	1/2	2/3	1

　ただ実際は、子どもの年齢が同じでも体重は違ったり、症状次第でくすりの量は変わったりするので、これらはあくまでも一般的な目安です。勝手な判断で、大人用のくすりの量を減らして子どもへあげてはいけません。残ったくすりを、親子あるいは兄弟・姉妹間などで譲るのもやめましょう。大人に使えても子どもには使えないくすりもあるのです。例えば、ミノマイシン（▶P.114）は、子どもの歯や骨を悪くすることがあるので8歳未満には原則使用しません。大人・子どももそれぞれにとって適切なくすりの種類、剤形、用法・用量をしっかり守りましょう。

細菌とウイルス──侵入者を倒せ

どんな違いがある？

　まだ免疫力が弱い子どもは、風邪をひきやすかったり、感染症にかかりやすかったりします。感染症がおこる原因は、外から細菌やウイルスが体の中に入ってきて、悪さをするから。簡単にいうと、細菌やウイルスは外からの侵入者で、それをやっつける力がヒトの免疫力なのです。細菌とウイルスは、悪者のイメージで似ているように思うかもしれませんが、実は全然違うものです。では、細菌とウイルスは何が違うのでしょう？

　どちらも肉眼では見えないほど小さいですが、ウイルスは細菌よりもっと小さいサイズです。細菌とウイルスでは、次のような違いがあります。

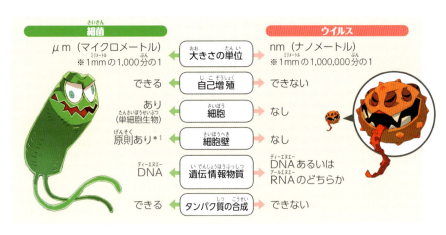

　主な違いは、細菌は一つの細胞からできていて自分で分裂して増えることができるのに対し、ウイルスは細胞がなく自分で増えることができないという点です。ウイルスは、自力で増える能力がないため、ヒトなどの細胞に入り込んで寄生し、宿主の力をうまく利用して増えていくのです。

*1　マイコプラズマは細胞壁なし。

どうやって感染する？

　細菌やウイルスがヒトの体に入り込むまでには、いくつかのルートがあります。直接的あるいは間接的に触れることで感染するルートは、**接触感染**と言います。くしゃみ・咳で飛んだ飛沫*2を吸いこむことで感染するルートは、**飛沫感染**といいます。くしゃみ・咳で飛んだ飛沫の水分が蒸発して小さい飛沫核*3となり、空気中をただよう飛沫核を吸い込むことで感染するルートは、**空気感染**といいます。例えば結核と麻しん、水ぼうそうは空気感染します。感染を予防するには、手洗いやマスクに加え、各ルートを遮断する対策が必要です。

　ただ、ヒトに感染してもすぐに悪さをするとも限らず、症状が現れるまで時間がかかることがあります。感染してから発病するまでの期間のことを潜伏期間と呼び、細菌やウイルスの種類によって潜伏期間の長さはまちまちです。病原性をもつ細菌やウイルスが潜伏期間をへて暴れだすと、様々な感染症を起こします。特に子どもに多い感染症には次のようなものがあり、感染したのが細菌かウイルスかでくすりも違います。

	菌	ウイルス
感染症の例	・腸管出血性大腸菌感染症（O-157など） ・溶連菌感染症 ・百日咳	・インフルエンザ ・おたふくかぜ ・水ぼうそう ・麻しん（はしか）、風しん
くすり	・抗菌薬（抗生物質）	・抗ウイルス薬・ワクチン

どんなくすりを使う？

　細菌の場合は、**抗菌薬（抗生物質）**を使います。抗菌薬は、細菌が細胞壁やタンパク質などを合成するのを邪魔することで、細菌の増殖を抑えます。ウイルスの場合は、ウイルスの増殖を抑える**抗ウイルス薬**を使うか、**ワクチン**で予防します。抗菌薬は細菌には効くけれど、ウイルスには効かないということに注意。感染症の原因に応じた適切なくすりを使って、侵入者から身を守りましょう。

＊2　飛沫：直径5μm以上の水滴。
＊3　飛沫核：直径5μm以下の微粒子。

アレルギーってなんだ？——暴走する守備隊

どういうしくみ？

　いろんな細菌やウイルスがやってきても、感染症にならない人もいます。それは**免疫**という体を守ってくれる守備隊がいるおかげで、外からの侵入者をやっつけることができるからです。免疫とは、本来、異物がやってきたときに自分の体を守るためのありがたいシステムなのです。

　ところが、この免疫という守備隊は、ときに外からの侵入者に対して過敏に反応し、しなくていいのに出動して暴走します。そして、免疫が不必要なまでに過剰に働きすぎる結果、逆に自分の体を傷つけて有害になってしまうことがあります。この免疫の過敏反応を、アレルギーといいます。

　例えば、食べ物によってもアレルギーは起こります。外から入ってきた食べ物を異物だと認識して過敏に反応し、追い出そうと大騒ぎしてしまうのが、**食物アレルギー**です。じんま疹、皮膚のかゆみや赤み、呼吸のしづらさ、唇の腫れ、吐き気などの症状が現れます。食物アレルギーは子どもに起こりやすく、特に多いのは鶏卵・牛乳・小麦によるアレルギーです。

　食べ物の他にも、ダニ、ホコリ(ハウスダスト)、花粉、動物の毛、くすりなど、いろんなものがアレルギーの原因となります。このように、アレルギーを引き起こす原因となる侵入者のことを、**抗原（アレルゲン）**と呼びます。抗原が外から入ってきたとき、体内では**抗体**という物質を作って、抗体を抗原にくっつけて抗原を追い出そうとします。

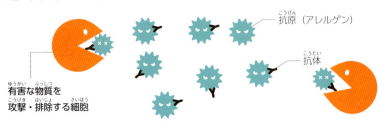

抗原（アレルゲン）
抗体
有害な物質を攻撃・排除する細胞

どんな症状がある？

　アレルギーによる病気は、他にもいろいろあります。**気管支ぜんそく**になると、咳が出て呼吸が苦しくなります。**アトピー性皮膚炎**になると、皮膚に湿疹ができてかゆくなります。**アレルギー性鼻炎**になると、くしゃみや鼻水が出ます。**アレルギー性結膜炎**になると、目が充血してかゆくなります。**花粉症**もアレルギー性鼻炎・結膜炎の一種です。これらの病気を患った体の中では、何が起きているのでしょうか？

　外から何かしらの抗原が入ってくると、体内では IgE という種類の抗体が作られます。抗体は、目・鼻・皮ふなどにある肥満細胞という細胞にくっつきながら、再び入ってきた抗原をつかまえます。抗原と抗体が反応すると、その刺激が伝わった肥満細胞から、アレルギーの原因物質であるヒスタミンなどが放出されます。放出されたヒスタミンは、体内にある受容体というスイッチに結合して作用します。ヒスタミンの作用により、かゆくなったり、鼻水やくしゃみが出たり、気道が狭まって呼吸しにくくなったりするなどのアレルギー症状が起こります。

どんなくすりを使う？

　こうしたアレルギー症状に役立つくすりが、アレルギーを抑える抗アレルギー薬です。なかでも**抗ヒスタミン薬**は、ヒスタミンの放出を抑えたり、ヒスタミンのかわりに受容体というスイッチに自らくっついてヒスタミンの作用を弱めたりして、アレルギー症状を抑えます。他にも、炎症を抑える**ステロイド薬**、呼吸が苦しいとき気管支を広げる**気管支拡張薬**などを、症状に応じて用います。

　アレルギー体質の人は、くすりを使う以外にも、アレルギーの原因を突き止めて取り除くことも大事です。例えば、アレルギーを起こす食べ物を食べない、掃除してダニやホコリを減らす、マスクなどで花粉をブロックする、猫の毛と接触しないようにする、などを心掛けましょう。何に対してアレルギーを起こすのか詳しく知りたい場合は、**血液検査**も有効です。

くすりの飲み方

　子どものくすりの正しい飲み方については保護者も正しく理解しておくことが大事です。市販薬を選ぶときにも、アレルギーがあると使えないくすりには要注意。例えば、かぜ薬や目薬などに含まれるリゾチーム塩酸塩という成分は、卵白から作られているため、卵アレルギーの人には使えません。また、下痢止めに使うタンニン酸アルブミンという成分は、牛乳アレルギーの人には使えません。

　くすりの飲み方も要注意です。子どもの飲み薬では、比較的飲みやすい粉薬・シロップ剤・液剤などが多く使われますが、うまく工夫して飲ませましょう。スプーンなどの上で少量の水に溶いてから、ミルクを飲んでいる乳児では、ほ乳びんの空の乳首を使って飲ませます。幼児はスポイトやスプーンで飲ませてみましょう。くすりを飲んだあとは、口にくすりが残らないように水や麦茶を少し飲ませてあげます。その他、砂糖を混ぜて甘くしたり、味のついたゼリー・ジャム・アイスクリーム・プリンなどに混ぜたりして飲ませるのも手です。ただし、粉薬をミルクに混ぜて乳児に飲ませてはいけません。そのせいで主食のミルクを嫌いになる恐れがあるからです。ハチミツは、乳児ボツリヌス症予防のため満1歳までは使えません。また、オレンジジュース・乳酸菌飲料・スポーツ飲料などの酸性飲料は、ジスロマック（▶P.081）などの抗菌薬と一緒に飲むと、くすりの甘いコーティングがはがれて苦く感じることがあるので使いません。

　くすりを飲む時間は、乳児は食後だと満腹でくすりを吐き出したりすることがあるので授乳前に飲ませても大丈夫。市販の服薬補助ゼリーを使うのも有効です。飲ませ方がわからないときは、遠慮なく薬剤師に相談しましょう。

粉薬の飲ませ方の例

1回分のくすりを2cc程度の水で少しずつ溶かしてからスプーンで与える

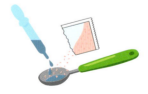

ワクチンと予防接種

　子どもを感染症から守ってくれる強い味方が、ワクチン。ワクチンを予防接種しておくことで、感染症を予防できます。ワクチンの正体は、感染症の原因となる細菌やウイルスです。細菌やウイルスを体の中に入れて大丈夫なのかと思うかもしれませんが、ご安心を。ワクチンとして使う細菌やウイルスは、悪さをしないようになっています。

　ワクチンの作り方も様々です。生きたまま毒性を弱めて病原性をなくしたものは生ワクチンといい、おたふくかぜ・水ぼうそう・麻しん・風しん・ロタウイルス・結核（BCG）などがあります。殺菌して毒性をなくしたものは不活性化ワクチンといい、インフルエンザ・B型肝炎・ポリオ・日本脳炎・百日咳・Hib・肺炎球菌などがあります。細菌が産生する毒素を取り出し毒性をなくしたものはトキソイドといい、破傷風・ジフテリアなどがあります。これらのうち数種類を混ぜた**混合ワクチン**もあります。

　ワクチンが体内に入ると、敵である細菌やウイルスがやってきたかのようにみなされ、体内では抗体という物質が作られて敵を追い出すためのシステムが整備されます。例えるなら、事前にシミュレーションをして"免疫"という体を守る守備隊が準備運動をするようなもの。ワクチンを予防接種することで、あらかじめ免疫力を高めておくのです。

　そうすれば、悪さをする力がある本物の細菌やウイルスが後からやってきたときに、すでに備わっている免疫力ですばやくやっつけられます。たとえ感染しても、細菌やウイルスが体内で急激に増えるのを抑えて発症を防げるのです。

　多くのワクチンは注射しますが、ロタウイルスワクチンのように飲む経口ワクチンもあります。それぞれ対象年齢や接種回数は違います。また予防接種には定期接種と任意接種があります。定期接種ワクチンは、予防接種法によって対象年齢が定められており、その年齢以外で接種する場合は任意接種扱いになります。

Character file
of medicine

くすりのキャラクター
ファイル

各アイコンの説明

◎ … 効能・効果（剤形や用量により異なる場合がある）

♥ … 販売開始年月

⬠ … 会社名（「保険薬事典 Plus⁺ 平成 28 年 8 月版」（じほう刊）に準ずる）

★ … 主な副作用 ※本書では一般の方に知っておいていただきたい副作用を選んで記載しました。
　　　副作用について詳細な情報を知りたい場合は最新の添付文書などをご確認ください。

【参考資料】
予防接種に関する情報　※2017年1月現在の情報です。最新の情報は各HPをご確認ください。
▶厚生労働省　感染症情報：http://www.mhlw.go.jp/stf/seisakunitsuite/bunya/kenkou_iryou/kenkou/kekkaku-kansenshou/index.html
▶国立感染症研究所：http://www.nih.go.jp/niid/ja/
くすりの味に関する情報
▶「治療薬ハンドブック2012 別冊付録 主な小児用製剤の用量と性状」石川洋一／編　じほう、2012年
▶「乳幼児・小児服薬介助ハンドブック」五十嵐隆／監　じほう、2013年

070

キャラクターファイルの見かた

- くすりの分類
- 商品名
  *ワクチン類は一部商品名としていないものもあり
- 効能・効果
- 販売開始年月
- 製造販売元
- 主な副作用
  *左ページ参照
- 成分名・成分英名
  *くすりの有効成分の名前。同じ有効成分で複数の商品名で販売されていることもある
- 剤形
  *ページ下部参照
- 特徴

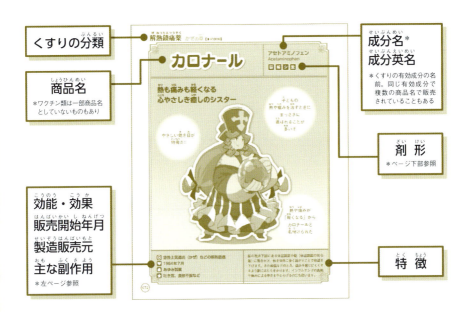

剤形略称記号

散	……	散剤	シ	……	シロップ剤	坐	……	坐剤
細	……	細粒剤	DS	……	ドライシロップ剤	点眼	……	点眼液
顆	……	顆粒剤	内液	……	内服液剤	点耳	……	点耳液
錠	……	錠剤	注	……	注射剤	軟・ク	……	軟膏剤・クリーム剤
OD錠	……	口腔内崩壊錠	含嗽	……	含嗽剤（うがい薬）	外液	……	外用液剤
カ	……	カプセル剤	吸入	……	吸入剤	貼	……	貼付剤

細粒剤・顆粒剤 ：粉末状の散剤に比べて粒子が大きい、粒状の粉薬。粒子の大きさは顆粒剤＞細粒剤＞散剤。
口腔内崩壊錠（OD錠）：水なしでも唾液だけで口の中で溶かして飲める錠剤。噛み砕かなくても溶ける点がチュアブル錠と異なる。
ドライシロップ剤 ：甘みをつけた粉薬で、そのままでも、水に溶かしても飲むことができるくすり。

解熱鎮痛薬 かぜの章 [▶P.010]

カロナール

アセトアミノフェン
Acetaminophen

錠 細 シ 坐

熱も痛みも軽くなる
心やさしき癒しのシスター

子どもの
熱や痛みを治すときに
まっさきに
選ばれることが
多いぞ

やさしい効き目が
特徴だ！

熱や痛みが
「軽くなる」から
カロナールと
名付けられた

◎ 急性上気道炎（かぜ）などの解熱鎮痛
♥ 1984年7月
🏭 あゆみ製薬
★ 吐き気、食欲不振など

脳の視床下部にある体温調節中枢（体温調節の司令塔）に働きかけ、熱を体外に多く逃がすことで体温を下げます。また頭痛などのとき、痛みを感じにくくするよう脳にはたらきかけます。インフルエンザの高熱や痛みによる辛さをやわらげるのにも使います。

072

解熱鎮痛薬 かぜの章 [▶P.010]

アンヒバ

アセトアミノフェン
Acetaminophen

坐

急な高熱に迅速出動！とんがり帽子のクレリック

anti（反対）＋
fever（熱）から
アンヒバと
名付けられた

カロナールの
きょうだいで
熱や痛みをやわらげる
チカラをもつ

おしりの穴から入れる
くすり（坐剤）なので
効果が出るのが
はやいぞ

- ◎ 解熱鎮痛
- ♥ 1980年2月
- ⬠ マイランEPD
- ★ 皮疹、食欲不振など

肛門から挿入する坐剤なので、小児が飲食を拒む場合や、嘔吐が激しい場合など、飲み薬を服用するのが困難な状況でも使えます。坐剤はなるべく冷所に保管し、使用前はできるだけ排便をすませておきましょう。

073

抗炎症薬 かぜの章 [▶P.011]

ブルフェン

イブプロフェン
Ibuprofen

錠 顆

**熱と炎の戦場に生きる
炎症退治の守護戦士**

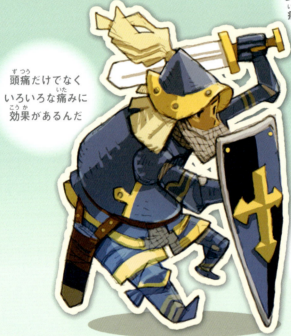

炎症の原因物質が
つくられるのをおさえて
痛みをやわらげるぞ！

頭痛だけでなく
いろいろな痛みに
効果があるんだ

カロナールや
アンヒバと
似たチカラだが
はたらき方が違う

- ◎ 急性上気道炎（かぜ）などの消炎、解熱鎮痛
- ♡ 1971年11月
- 🏠 科研製薬
- ★ 食欲不振、腹痛など

炎症が起きている場所では、シクロオキシゲナーゼという酵素によって、炎症や痛みを引き起こす物質が作られています。このくすりは、シクロオキシゲナーゼのはたらきを阻害することで、炎症や痛みを抑えます。非ステロイド性抗炎症薬（NSAIDs）の一つです。

抗けいれん薬 かぜの章 [▶P.011]

ダイアップ

ジアゼパム
Diazepam

坐

子どもを救うために生まれた けいれんを鎮める 踊り子

坐剤なので
飲食がつらい状態でも
使用できる

子ども専門の
けいれん発作を
鎮めるくすりだ

アンヒバとダイアップを
いっしょに使うときは
アンヒバを30分後に
挿入しよう

◎ 小児の熱性けいれん・てんかんのけいれん
♥ 1992年9月
🏠 高田製薬
✿ ふらつき、眠気など

主に生後6〜60か月の乳幼児期に、熱性けいれん（38℃以上の発熱に伴う原因疾患不明のけいれん）が起こることがあります。このくすりは、GABA$_A$受容体の機能を高めることによって、脳の神経の興奮を鎮め、熱性けいれんが起こるのを抑えます。

075

鎮咳薬（咳止め） かぜの章 [▶P.012]

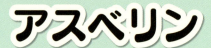
アスベリン

チペピジン
Tipepidine

錠 散 DS シ

暴れる咳にさよならのマーチ
奏でているのは小さな楽師

痛みを鎮める
チカラはないが
咳にも痰にも効くぞ！

60年以上前の
イギリスでの研究が
もとになって生まれた

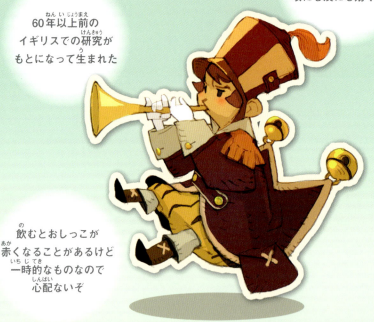

飲むとおしっこが
赤くなることがあるけど
一時的なものなので
心配ないぞ

- ◎ 上気道炎・感冒などの鎮咳
- ♥ 1959年10月
- ⌂ 田辺三菱製薬
- ★ 食欲不振、便秘など

脳の延髄にある咳中枢（咳をコントロールする司令塔）のはたらきを抑えて、咳が出るのを鎮めます。また、気管支から出る分泌液を増やして痰を薄めたり、気道の表面を覆っている線毛の動きを活発にしたりして、痰を外へ吐き出しやすくする作用もあります。

076

去痰薬（痰切り） かぜの章 [▶P.012]

ムコサール

アンブロキソール
Ambroxol

錠 DS カ

**気道がオレの主戦場！
痰を追い出す仕事人**

気道をしっとりさせて
痰をスルスル
外に出すぞ

生まれたのは
ドイツだ

錠剤は大人の
副鼻腔炎の鼻づまりを
治すときにも
使われる

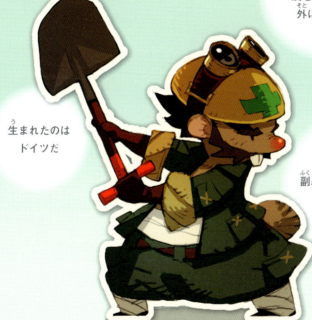

- ◎ 急性気管支炎などの去痰
- ♥ 1992年7月
- 🏠 日本ベーリンガーインゲルハイム
- ★ 胃部不快感など

潤滑油のような役割をはたす肺表面活性物質や気道液の分泌を促して、気道を潤わせて滑りをよくすることで、痰が気道粘膜に粘りつかないようにし、さらに気道の表面を覆っている線毛の動きも活発にすることで、痰を外に吐き出しやすくします。

去痰薬（痰切り） かぜの章 [▶ P.013]

ムコダイン

L-カルボシステイン
L-Carbocisteine

錠 シ DS

流れの読みは任せとけ！
職人ワザの粘膜制御術

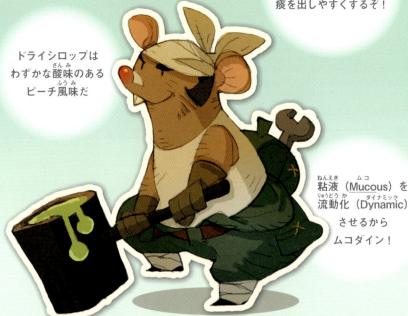

ドライシロップは
わずかな酸味のある
ピーチ風味だ

痰の成分の
バランスを治して
痰を出しやすくするぞ！

粘液（Mucous）を
流動化（Dynamic）
させるから
ムコダイン！

- 上気道炎などの去痰
- 1981年1月
- 杏林製薬
- 食欲不振など

痰の粘り具合を左右する成分であるシアル酸とフコースの構成比が正常なバランスになるように調整し、痰の粘り気を減らして、痰を外に吐き出しやすくします。また、気管支の粘膜にある線毛細胞の修復を促し、粘膜を正常にして守るはたらきもあります。

消毒薬〈うがい薬〉 かぜの章 [▶P.013]

イソジン

ポビドンヨード
Povidone-Iodine

含嗽

病原体に電光石火の一撃
褐色のオールレンジハンター

褐色（黒っぽい茶色）の液体でおなじみのうがい薬

のどや口の中はもちろん皮ふの消毒にも効果的だ

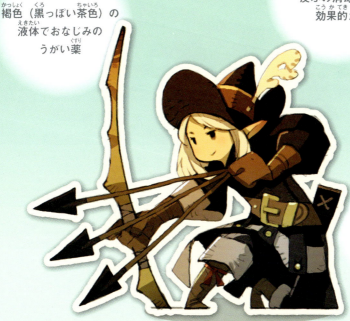

飲みこんじゃダメだぞ！

- ◎ 咽頭炎、扁桃炎、口内炎の感染予防など
- ♥ 1961年
- ▲ ムンディファーマ＝塩野義製薬
- ★ 口腔、咽頭の刺激感など

有効成分ポビドンヨード中に含まれているヨウ素の酸化作用を利用して、いろんな細菌・真菌・ウイルスなど幅広い微生物を、すばやく殺菌・消毒します。適切な量の水でうすめてから、1日数回うがいをして、口の中やのどをきれいにしましょう。

マクロライド系抗菌薬 かぜの章 [▶P.014]

クラリス

クラリスロマイシン
Clarithromycin

錠 DS

気配を消して菌を捕える！
ロープ術で戦うレンジャー

菌の自由をうばって勢いをとめるぞ！

ワザが効かない敵＊が増えていることが悩みのベテラン戦士だ

ドライシロップはストロベリー風味だ

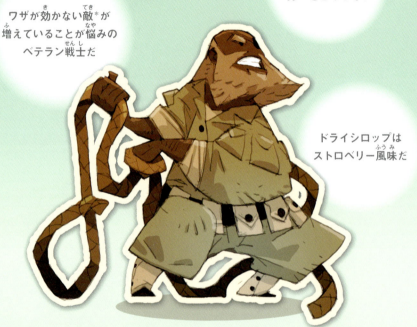

- 咽頭・喉頭炎、扁桃炎、急性気管支炎、肺炎など
- 1991年6月
- 大正製薬＝大正富山医薬品
- 腹痛、下痢など

細菌の細胞内にあるリボソームの50Sサブユニットと呼ばれる場所にくっついて、細菌がタンパク質をつくるのを阻害します。必要なタンパク質の合成ができなくなった細菌は増えることができなくなるため、細菌の増殖を抑えることができます。

＊耐性菌：抗菌薬に耐える力をもつようになった菌。

マクロライド系抗菌薬 かぜの章 [▶P.014]

ジスロマック

アジスロマイシン
Azithromycin

錠 細 力 DS 注

タフな潜入活動はお手の物
期待の若手戦闘員

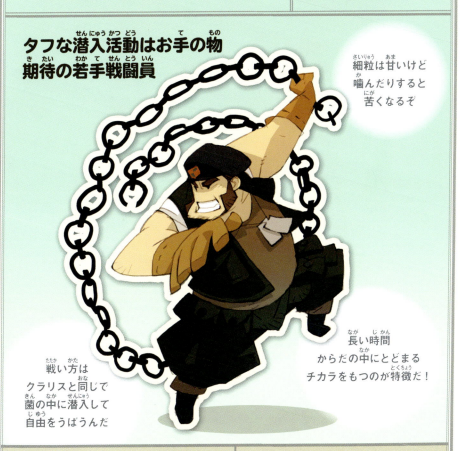

細粒は甘いけど噛んだりすると苦くなるぞ

戦い方はクラリスと同じで菌の中に潜入して自由をうばうんだ

長い時間からだの中にとどまるチカラをもつのが特徴だ！

- ◎ 咽頭・喉頭炎、扁桃炎、急性気管支炎、肺炎など
- ♥ 2000年6月
- ◻ ファイザー
- ★ 下痢、腹痛など

クラリスと同様に、細菌の細胞内にあるリボソームの50Sサブユニットにくっついて、細菌のタンパク質合成を阻害することで、細菌の増殖を抑えます。1日1回3日間の服用で作用が約7日間持続する飲み薬などもあり、服用回数が少なくてすむのが特徴です。

081

ステロイド薬 かぜの章 [▶P.015]

デカドロン

デキサメタゾン
Dexamethasone

錠 内液 注

戦場を選ばない万能超獣
炎症もアレルギーも強力鎮静

とても強いチカラをもつ
ステロイド薬という
くすりだが
副作用に注意しよう

"デカ"は
10を意味する言葉で
同じ仲間のくすりの
約10倍のチカラをもつ

錠剤をくだいた粉薬は
すごく苦いので
シロップと
一緒に飲もう！

◎ 感染症、気管支喘息などの抗炎症
🩹 1959年11月
🏠 日医工
⭐ 吐き気など

副腎皮質から分泌されるステロイドホルモンの一つに、糖質コルチコイドがあります。このくすりは、合成の糖質コルチコイドであるデキサメタゾンが有効成分のステロイド薬で、体中の様々な炎症やアレルギー反応を強力に抑える作用があります。

082

ウイルスワクチン類 かぜの章 [▶P.016]

インフルエンザワクチン

インフルエンザ HA ワクチン
Influenza HA Vaccine
注

敵を知れば怖くない！
インフルエンザウイルスとの
戦い方を教えるよ

インフルエンザウイルスの
毒性をなくして
つくられたワクチン

生後6か月から
接種できるぞ

13歳未満は
年2回接種をしよう

効果が出るのに
約2週間かかり、その後、
約5か月効果が続く

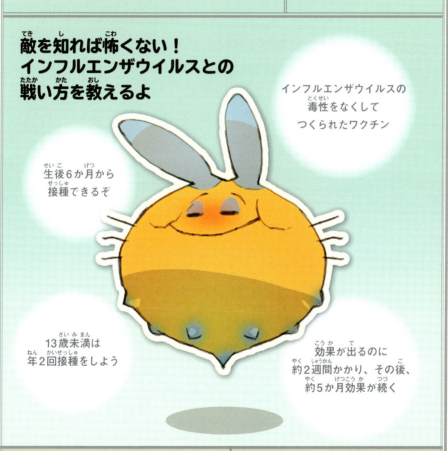

- インフルエンザの予防
- 1972年9月
- デンカ生研など
- [副反応] 発熱、下痢、腹痛など

インフルエンザウイルスを不活性化したワクチンで、予防接種によって免疫をつけることを目的としています。ウイルスがヒトの細胞にくっついて細胞内に侵入するのに必要なHA（ヘマグルチニン、赤血球凝集素）を含んだ液剤で、HAに対する免疫をつけます。

083

抗ウイルス薬 かぜの章 [▶P.017]

タミフル

オセルタミビル
Oseltamivir

力 DS

インフルエンザウイルスの暴動をストップせよ！48時間の宿命を背負った魔道士

インフルエンザの発症から48時間以内に使用しないとチカラを発揮できないぞ

治療のためには1日2回、5日間飲み続けよう

ドライシロップはミックスフルーツ風味ではじめは甘くてあとで苦いぞ

◎ A型またはB型インフルエンザウイルス感染症の治療およびその予防

♥ 2001年2月

🏠 中外製薬

★ 下痢、腹痛、吐き気など

自己増殖できないインフルエンザウイルスは、ヒトの細胞内に侵入・感染し、自らのコピーをつくらせて増殖した後、細胞外へ放出されます。このくすりは、放出に必要なノイラミニダーゼという酵素を阻害し、新しくつくられたウイルスの感染細胞外への放出を阻むことで、ウイルスの増殖を抑えます。

抗ウイルス薬 かぜの章 [▶P.017]

イナビル

ラニナミビル
Laninamivir
吸入

**長時間型の封印魔法を発動！
対インフルエンザ期待の若手**

粉状の
くすりを吸いこむ
吸入薬だ

タミフルと同じで
発症から48時間を
こえるとチカラを
発揮できないぞ

治療の場合は
1回だけですむから
飲み忘れがないぞ！

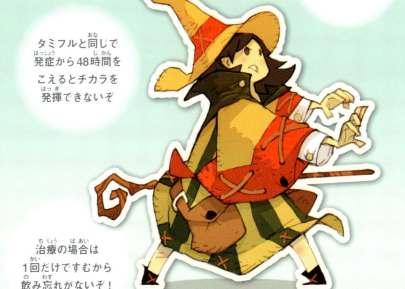

- ◎ A型またはB型インフルエンザウイルス感染症の治療およびその予防
- ♥ 2010年10月
- ⌂ 第一三共
- ★ 下痢など

タミフルと同様、インフルエンザウイルスの表面にあるノイラミニダーゼを阻害し、ウイルスの増殖を抑えます。インフルエンザの治療目的では、タミフルは1日2回5日間飲み続ける内服薬として、イナビルはドライパウダーを単回で吸い込む吸入薬として使われています。

ウイルスワクチン類 感染症の章 [▶ P.020]

おたふくかぜワクチン

乾燥弱毒生おたふくかぜワクチン
Freeze-dried Live Attenuated Mumps Vaccine

注

シミュレーションは万端だい！
おたふくかぜの攻撃はお見通し

病気をおこす
チカラをなくした
ウイルスでできた生ワクチン。
1歳から接種可能だ

1回目の接種から
数年後に2回目を
接種すると高い免疫力を
つけられるぞ！

◎ おたふくかぜの予防
♥ 1982年5月
🏠 北里第一三共ワクチン＝北里薬品産業
★ [副反応] 発疹、じんま疹などの過敏症など

おたふくかぜ（流行性耳下腺炎）は、ムンプスウイルスがヒトに感染し増殖した後、血流にのって全身の臓器に運ばれることで発症します。ムンプスウイルスの毒性を弱めて病原性をなくした生ワクチンを予防接種することで、免疫をつけてウイルスの増殖を抑えます。

ウイルスワクチン類 感染症の章 [▶P.021]

水ぼうそうワクチン

乾燥弱毒生水痘ワクチン
Freeze-dried Live Attenuated Varicella Vaccine
注

ここから先は通せんぼ〜！
ウイルスの動きは予習済み
水ぼうそうの暴走ストッパー

おたふくかぜワクチンと
同じく生ワクチン。
こちらも1歳から
接種可能だ

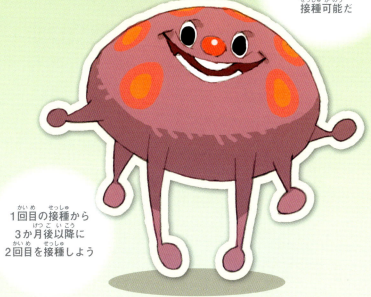

1回目の接種から
3か月後以降に
2回目を接種しよう

- ◎ 水ぼうそうの予防
- ♥ 1987年3月
- ♠ 阪大微生物研究会＝武田薬品工業
- ★ [副反応] 発熱、発疹など

水ぼうそう（水痘）は、水痘・帯状疱疹ウイルスがヒトに感染し増殖した後、血流にのって全身の臓器に運ばれることで発症します。水痘・帯状疱疹ウイルスの毒性を弱めて病原性をなくした生ワクチンを予防接種することで、免疫をつけてウイルスの増殖を抑えます。

外用消炎・鎮痒薬 感染症の章 [▶ P.021]

カチリ

フェノール・酸化亜鉛
(フェノール・亜鉛華リニメント)
Phenol and Zinc Oxide Liniment

外液

皮ふのかゆみや炎症を
二つのチカラで鎮めます
結界の白き守り人

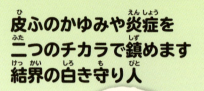

塗った部分が
白く目立つ
のり状の塗り薬だ

かゆみどめとして
あせも、じんま疹など
にも使われるぞ

明治時代の
日本で生まれた

- ◎ 皮膚そう痒症、汗疹、じんま疹など
- ♥ 1956年7月 ※亜鉛華軟膏などは明治時代から使用
- 🏠 吉田製薬など
- ★ 発疹、刺激感など

皮膚を保護して炎症をやわらげる塗り薬で、皮膚炎に対して使います。成分のフェノールは防腐・消毒作用があり、かゆみを鎮めます。成分の酸化亜鉛は収れん作用があり、炎症を抑え保護します。皮膚に塗ると水分が蒸発し、薄い膜が残って皮膚を守ります。

ウイルスワクチン類 感染症の章 [▶P.023]

MRワクチン (エムアール)

乾燥弱毒生麻しん風しん混合ワクチン
Freeze-dried Live Attenuated Measles and Rubella Combined Vaccine
注

2回の出番で大活躍！
麻しん＆風しん対策は
ぼくらにおまかせ〜

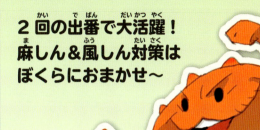

Measles（麻しん）と
Rubella（風しん）
それぞれの
頭文字をとって
MRワクチン

1回目は1歳代に、
2回目は小学校入学前の
1年間に接種するのが
重要だ

しっかりと免疫を
つけるためにも
2回目を受けよう！

- ◎ 麻しん・風しんの予防
- ♥ 2005年12月
- 🏠 阪大微生物研究会＝田辺三菱製薬など
- ★ ［副反応］発熱、発疹、下痢など

麻しん（はしか）・風しんは、それぞれ麻しんウイルス・風しんウイルスがヒトに感染し増殖した後、血流にのって全身の臓器に運ばれることで発症します。それぞれのウイルスの毒性を弱めて病原性をなくした生ワクチンを予防接種することで、免疫をつけます。

抗ウイルス薬 感染症の章 [▶P.024]

ゾビラックス

アシクロビル
Aciclovir

錠 顆 注 軟・ク

暴れだしたヘルペスに術を発動！
封印のベテラン魔道士

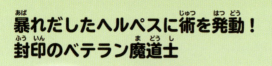

このくすりの成分の開発者はノーベル生理学・医学賞を受賞している

子どもは1日4回なので飲み忘れに注意！

ウイルスの増殖を防ぎヘルペスの水ぶくれを治療する効果もあるぞ

- ◎ 単純疱疹、帯状疱疹、水ぼうそうなど
- ♥ 1985年8月
- 🏠 グラクソ・スミスクライン
- ★ 吐き気など

単純ヘルペスウイルスや、水痘・帯状疱疹ウイルスの増殖を抑えるくすりです。これらのウイルスに感染したヒト細胞の中に入りこんで、ウイルスの増殖に必要なDNAポリメラーゼという酵素を阻害し、ウイルスDNAの合成を停止させることで、ウイルスの増殖を抑えます。

抗ウイルス薬 感染症の章 [▶ P.024]

バルトレックス

バラシクロビル
Valaciclovir
錠 顆

対ヘルペスの最前線に一番乗り
疾風のスピードクイーン

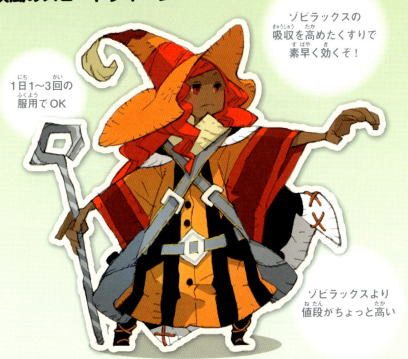

1日1〜3回の服用でOK

ゾビラックスの吸収を高めたくすりで素早く効くぞ！

ゾビラックスより値段がちょっと高い

- 単純疱疹、帯状疱疹、水ぼうそうなど
- 2000年10月
- グラクソ・スミスクライン
- めまい、頭痛など

単純ヘルペスウイルスや、水痘・帯状疱疹ウイルスの増殖を抑えるくすりです。飲んだら体内で速やかにアシクロビルに変換され、同様の作用を及ぼします。アシクロビルの構造を少し変えて消化管からの吸収をよくした飲み薬で、アシクロビルより投与回数が少なくすみます。

気管支拡張薬 アレルギーの章 [▶P.029]

ホクナリン

ツロブテロール
Tulobuterol
貼 錠 DS

ふさがれた道を切り開け！
ぜんそくと戦う不屈の風使い

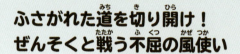

ぜんそく発作などで
狭くなった気道を広げて
呼吸を楽にしてくれるぞ

貼り付けて使う
テープは皮ふから
ゆっくり吸収されるので
発作の予防に効果的

テープは1998年の
販売開始から
現在までに生産された数は
なんと30億枚以上！

- ◎ 気管支喘息など
- ♥ 1981年9月
- 🏠 マイランEPD
- ★ 手のふるえ、動悸など

気管支の筋肉（気管支平滑筋）にある$β_2$受容体を刺激し、気管支平滑筋をゆるませて、狭くなった気道を広げます。テープは、胸・背中・上腕のいずれか1か所に貼り、また皮膚への刺激を避けるため毎回貼る位置は変えましょう。

気管支拡張薬 アレルギーの章 [▶P.029]

メプチン

プロカテロール
Procaterol

錠 顆 シ DS 吸入

**バリエーション豊富な戦法で
呼吸をアシスト！
対ぜんそくのテクニシャン**

ホクナリンは長期戦、
メプチンは短期決戦が
それぞれ得意分野だ

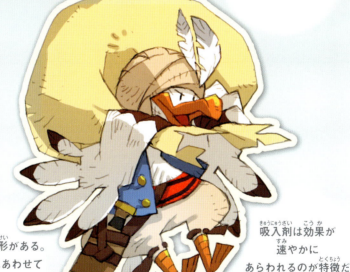

たくさんの剤形がある。
症状や年齢にあわせて
使いわけられているぞ

吸入剤は効果が
速やかに
あらわれるのが特徴だ

- ◎ 気管支喘息など
- ♥ 1980年12月
- 🏠 大塚製薬
- ★ 手のふるえ、動悸など

ホクナリンと同様に、気管支の筋肉（気管支平滑筋）にある$β_2$受容体を刺激し、気管支平滑筋をゆるませて、狭くなった気道を広げます。気管支喘息などで呼吸がつらいとき、呼吸を楽にします。吸入する場合、吸入し終わったらうがいをするように心がけましょう。

アレルギー性疾患治療薬 アレルギーの章 [▶P.030]

アレグラ

フェキソフェナジン
Fexofenadine

錠 DS OD錠

**アレルギーを好ディフェンス
つぶらな瞳の女騎士**

アレルギーの原因になる物質をブロックするぞ！

服用は1日2回だ

副作用の眠気が出にくくおだやかな効き方

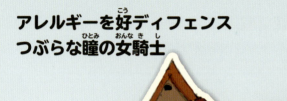

- ◎ アレルギー性鼻炎、じんま疹、皮膚疾患など
- ♥ 2000年11月
- 🏠 サノフィ
- ★ 眠気など

第二世代抗ヒスタミン薬と呼ばれ、アレルギーの原因物質であるヒスタミンがH_1受容体に結合して作用するのを阻害することによって、アレルギー症状を鎮めます。また、ヒスタミンなど原因物質の放出自体を抑える作用もあります。

アレルギー性疾患治療薬 アレルギーの章 [▶P.030]

ザイザル

レボセチリジン
Levocetirizine

錠 シ

アレルギー守備の切り札は剛力のゴールドナイト！

効き目はバツグン！
頼もしい
守備隊長だ

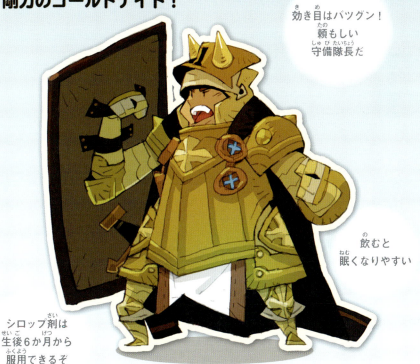

飲むと
眠くなりやすい

シロップ剤は
生後6か月から
服用できるぞ

- ◎ アレルギー性鼻炎、じんま疹、皮膚疾患など
- ♥ 2010年12月
- 🏠 グラクソ・スミスクライン
- ★ 眠気など

第二世代抗ヒスタミン薬と呼ばれ、アレルギーの原因物質であるヒスタミンがH_1受容体に結合して作用するのを阻害することによって、アレルギー症状を鎮めます。比較的、効き目は強く現れますが、眠気などの副作用も強く現れやすいので注意しましょう。

095

アレルギー性疾患治療薬 アレルギーの章 [▶P.031]

アレジオン

エピナスチン
Epinastine

錠 DS 点眼

原因物質をはね飛ばせ！
持久戦が得意なタフな騎士

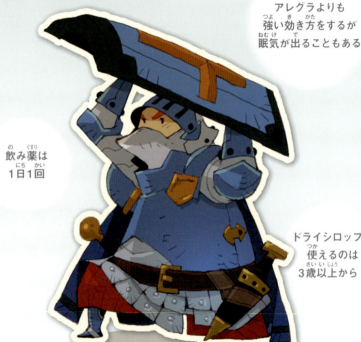

アレグラよりも
強い効き方をするが
眠気が出ることもある

飲み薬は
1日1回

ドライシロップが
使えるのは
3歳以上から！

- ◎ 気管支喘息、アレルギー性鼻炎、じんま疹など
- ♡ 1994年6月
- 🏠 日本ベーリンガーインゲルハイム
- ★ 眠気など

第二世代抗ヒスタミン薬と呼ばれ、アレルギーの原因物質であるヒスタミンがH_1受容体に結合して作用するのを阻害することによって、アレルギー症状を鎮めます。また、ヒスタミンなど原因物質の放出自体を抑える作用もあります。

アレルギー性疾患治療薬　アレルギーの章 [▶P.031]

クラリチン

ロラタジン
Loratadine

錠　OD錠　DS

守備隊No.1のおだやか戦法でアレルギーと戦うヨロイの騎士

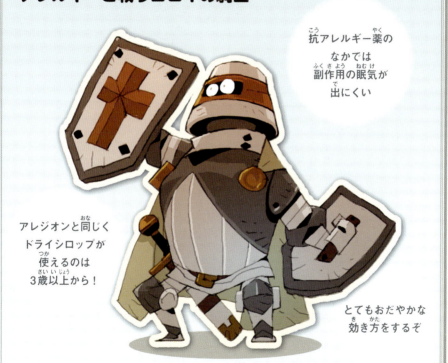

抗アレルギー薬のなかでは副作用の眠気が出にくい

アレジオンと同じくドライシロップが使えるのは3歳以上から！

とてもおだやかな効き方をするぞ

- ◎ アレルギー性鼻炎、じんま疹、皮膚疾患など
- ♥ 2002年9月
- ▢ バイエル薬品＝塩野義製薬
- ★ 眠気など

第二世代抗ヒスタミン薬と呼ばれ、アレルギーの原因物質であるヒスタミンがH_1受容体に結合して作用するのを阻害することによって、アレルギー症状を鎮めます。比較的、眠くなりにくいのが特徴です。1日1回服用します。

(097)

抗アレルギー点眼薬 アレルギーの章 [▶P.031]

パタノール

オロパタジン
Olopatadine

点眼

**ピンチにすばやく出動！
アレルギー守備隊の狙撃手**

すばやく効く
チカラをもつ
点眼薬（目薬）だ！

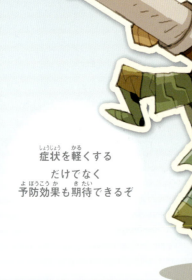

症状を軽くする
だけでなく
予防効果も期待できるぞ

- ◎ アレルギー性結膜炎
- ♥ 2006年10月
- ▢ 日本アルコン＝協和発酵キリン
- ★ 眼痛など

第二世代抗ヒスタミン薬と呼ばれ、アレルギーの原因物質であるヒスタミンがH_1受容体に結合して作用するのを阻害することによって、アレルギー症状を鎮めます。また、ヒスタミンなど原因物質の放出自体を抑える作用もあります。

血行促進・皮膚保湿薬 アレルギーの章 [▶ P.032]

ヒルドイド

ヘパリン類似物質
Heparinoid

軟・ク 外液

荒れた肌にいやしの祈り
白い髪のシャーマン

皮ふの乾燥を防いで
血行をよくする
　くすりだ

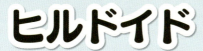

とても刺激が
少ないぞ

目や傷口には
入らないように
　塗ろう

- ◎ 皮膚保湿、皮膚血行促進など
- ♥ 1954年10月
- 🏠 マルホ
- ★ かゆみなど

皮膚に塗ることで肌を乾燥から守る、白色の塗り薬です。皮膚を保湿する作用があり、乾燥肌の症状を軽くします。また、くすりを塗った部分の血行を促進し、血行障害によって起こる痛みや腫れをやわらげる作用もあります。

(099)

軟膏基剤（皮膚保湿薬） アレルギーの章 [▶ P.033]

ワセリン

白色ワセリン
White Petrolatum

軟・ク（軟膏剤）

赤く暴れる肌を守護する結界の祈とう師

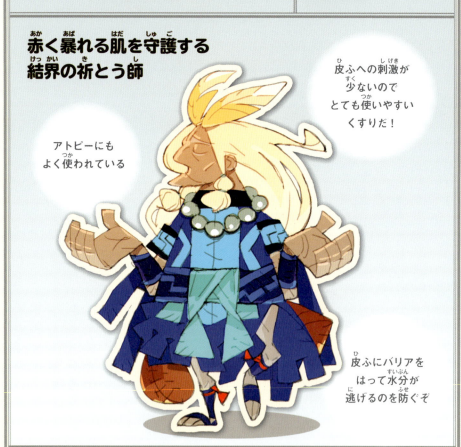

- 皮ふへの刺激が少ないのでとても使いやすいくすりだ！
- アトピーにもよく使われている
- 皮ふにバリアをはって水分が逃げるのを防ぐぞ

- ◎ 皮膚保護剤、軟膏基剤（調剤に用いる）
- ♥ 1952年10月
- 🏠 マイラン製薬＝ファイザーなど
- ★ ほぼなし

皮膚に塗ることで肌を乾燥から守る、白色〜微黄色の塗り薬です。皮膚の表面を覆って水分蒸発を防ぎ、皮膚を保護します。他のくすりを混ぜて配合する軟膏基剤としても広く使われています。石油の成分から分離・精製してつくられたくすりです。

ペニシリン系抗菌薬 のど・耳・目の章 [▶ P.036]

サワシリン

アモキシシリン
Amoxicillin

錠 カ 細

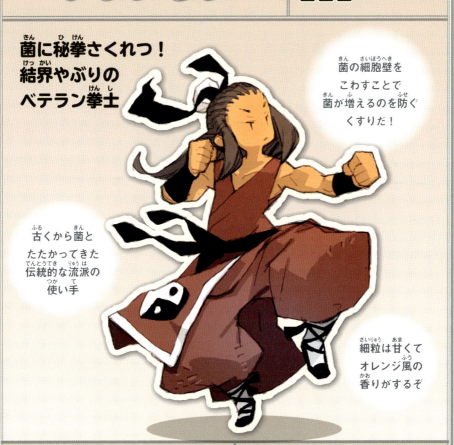

菌に秘拳さくれつ！
結界やぶりの
ベテラン拳士

菌の細胞壁を
こわすことで
菌が増えるのを防ぐ
くすりだ！

古くから菌と
たたかってきた
伝統的な流派の
使い手

細粒は甘くて
オレンジ風の
香りがするぞ

- ◎ 皮膚感染症、咽頭・喉頭炎、扁桃炎、急性気管支炎、肺炎、中耳炎など
- ♥ 1975年1月
- 🏠 アステラス製薬
- ★ 下痢、食欲不振など

細菌の細胞壁をつくる酵素にくっついて阻害し、細菌が細胞壁を合成できないようにして、細菌の増殖を抑える抗菌薬です。中耳炎（中耳に細菌などが感染して炎症が起こり、耳が痛くなる病気）など耳鼻科の感染症をはじめ、皮膚・呼吸器・尿路など様々な感染症の治療に使います。

(101)

第三世代セフェム系抗菌薬　のど・耳・目の章 [▶P.037]　皮ふの章 [▶P.053]

フロモックス

セフカペン ピボキシル
Cefcapene Pivoxil

錠 細

**必殺の一撃で菌を圧倒！
恐れ知らずの拳術使い**

菌の細胞壁をこわす
チカラをもっているが
サワシリンとは違う流派だ

いろいろな感染症に
対して効くので
出番が多い

細粒は甘いが
つぶしたり
溶かしたりすると
苦くなる

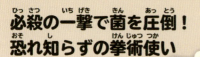

- ◎ 皮膚感染症、咽頭・喉頭炎、扁桃炎、急性気管支炎、肺炎、中耳炎など
- ♥ 1997年6月
- ⌂ 塩野義製薬
- ★ 腹痛、下痢など

細菌の細胞壁をつくる酵素にくっついて阻害し、細菌が細胞壁を合成できないようにして、細菌の増殖を抑える抗菌薬です。外耳炎・中耳炎・副鼻腔炎など耳鼻科の感染症をはじめ、皮膚・呼吸器・尿路など様々な感染症の治療に使います。グラム陽性菌・グラム陰性菌に幅広く抗菌力をもちます。

第三世代セフェム系抗菌薬　のど・耳・目の章 [▶P.037]　皮ふの章 [▶P.052]

メイアクトMS(エムエス)

セフジトレン ピボキシル
Cefditoren Pivoxil
錠 細

強敵だって倒してみせる！菌も逃げ出す女拳士

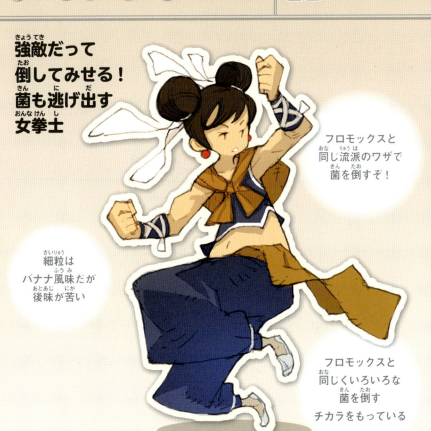

フロモックスと同じ流派のワザで菌を倒すぞ！

細粒はバナナ風味だが後味が苦い

フロモックスと同じくいろいろな菌を倒すチカラをもっている

- ◎ 皮膚感染症、咽頭・喉頭炎、扁桃炎、急性気管支炎、肺炎、中耳炎など
- ♥ 2006年7月
- ⌂ Meiji Seika ファルマ
- ★ 下痢、吐き気など

細菌の細胞壁をつくる酵素にくっついて阻害し、細菌が細胞壁を合成できないようにして、細菌の増殖を抑える抗菌薬です。中耳炎など耳鼻科の感染症をはじめ、皮膚・呼吸器・尿路など様々な感染症の治療に使います。グラム陽性菌・グラム陰性菌に幅広く抗菌力をもちます。

ニューキノロン系抗菌薬〈点耳薬〉 のど・耳・目の章 [▶P.038]

タリビッド

オフロキサシン
Ofloxacin

点耳　点眼　軟・ク （眼軟膏）

忍びのワザで一刀両断
菌から耳を守護するニンジャ

菌の内部に忍びこんで
攻撃するワザを
もっているぞ！

クラビットとは
きょうだいだ！

外耳炎や中耳炎には
点耳薬といって
耳に注ぐくすりがある

〈点耳薬〉
◎ 外耳炎、中耳炎
♥ 2008年6月
□ 第一三共
★ かゆみなど

細菌のDNA合成に関わるDNAジャイレースという酵素を阻害し、細菌がDNAを合成できないようにして、細菌の増殖を抑える抗菌薬です。点耳液を滴下したあと約10分間は、薬をさすほうの耳を上にして横向けに寝たままの姿勢を保ちましょう。

104

ニューキノロン系抗菌薬〈点眼薬〉 のど・耳・目の章 [▶P.039]

クラビット

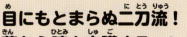

レボフロキサシン
Levofloxacin

点眼

**目にもとまらぬ二刀流！
菌から瞳を守護するニンジャ**

菌を倒す目的の
くすりのなかでも
とくに目の中に
入りこむのが上手い

タリビッドとは
きょうだいで
同じ流派の使い手

菌と戦うパワーは
タリビッドの
ほぼ2倍だ！

〈点眼薬〉
- ◎ 結膜炎、麦粒腫（ものもらい）など
- ♥ 1993年12月
- ⌂ 参天製薬
- ★ かゆみなど

細菌のDNA合成に関わるDNAジャイレースという酵素を阻害し、細菌がDNAを合成できないようにして、細菌の増殖を抑える抗菌薬です。点眼薬は、結膜炎・ものもらいなどに使います。点眼するときは容器の先がまぶた・まつ毛に触れないよう注意し、点眼し終わったらしばらく目をつぶりましょう。

乳酸菌整腸薬　胃と腸の章 [▶ P.042]

ビオフェルミン

ラクトミンなど
Lactomin etc.

錠 散 細

**悪い菌にさようなら
おなかの平和を
愛する妖精**

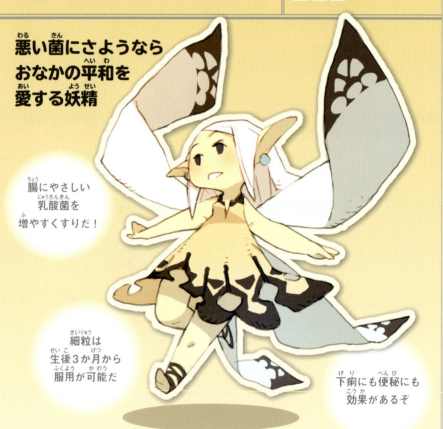

腸にやさしい
乳酸菌を
増やすくすりだ！

細粒は
生後3か月から
服用が可能だ

下痢にも便秘にも
効果があるぞ

- ◎ 腸内菌叢の異常による諸症状の改善
- ♥ 1918年2月
- 🏠 ビオフェルミン製薬＝武田薬品工業
- ★ ほぼなし

ビフィズス菌などの乳酸菌を補って便通を整える整腸薬です。生きた乳酸菌が腸まで届くと腸内で増え、悪玉の腸内細菌をやっつけて追い出します。腸内環境のバランスを正常に戻して、おなかの調子を良くし、腹部膨満感・おなかのハリを改善します。

止瀉薬（下痢止め） 胃と腸の章 [▶P.042]

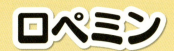

ロペミン

ロペラミド
Loperamide

細 力

みだれる腸を強力ホールド
下痢止めの機械巨人

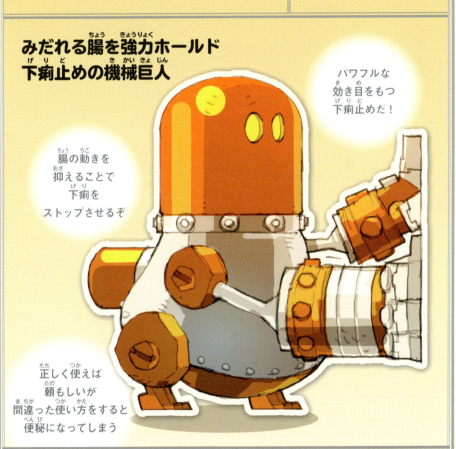

腸の動きを抑えることで下痢をストップさせるぞ

パワフルな効き目をもつ下痢止めだ！

正しく使えば頼もしいが間違った使い方をすると便秘になってしまう

- ◎ 下痢症
- ♥ 1981年11月
- 🏠 ヤンセンファーマ
- ★ 発疹など

腸の動きを弱める下痢止めの薬です。腸の運動をコントロールしている腸のオピオイドμ受容体を刺激して、腸が食物を送り出す運動を抑えることによって、食物を腸にゆっくりとどまらせます。そして腸からの水分吸収を促し、便の水気をへらして、下痢を抑えます。

(107)

消化管運動改善薬（制吐薬） 胃と腸の章 [▶P.043]

ナウゼリン

ドンペリドン
Domperidone

錠 OD錠 細 DS 坐

巧みな判断力で吐き気ストップ
胃腸制御のエンジニア

弱った胃腸を
元気づける
チカラもあるぞ

胃や腸の不具合が
原因で起こる吐き気を
抑えるくすりだ！

吐き気でくすりが
飲みづらいときは
坐剤を使う

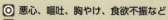

- ◎ 悪心、嘔吐、胸やけ、食欲不振など
- ♥ 1982年9月
- 🏠 協和発酵キリン
- ★ 下痢など

脳の嘔吐中枢へ刺激を送るドパミンD_2受容体を遮断する作用があり、脳の嘔吐中枢が興奮しないようにして、吐き気・嘔吐を抑える制吐薬（吐き気止め）です。また弱った胃腸の消化運動を活発にして、食べ物を胃から腸へと送り出すのを助け、胃腸のはたらきを良くします。

ウイルスワクチン類 胃と腸の章 [▶P.045]

ロタワクチン

経口弱毒生ヒトロタウイルスワクチン
Live Attenuated Human Rotavirus Vaccine

内液

**ロタウイルスの分析完了
防御力アップで心配ないよ！**

注射ではなく
飲むタイプの
ワクチンだ！

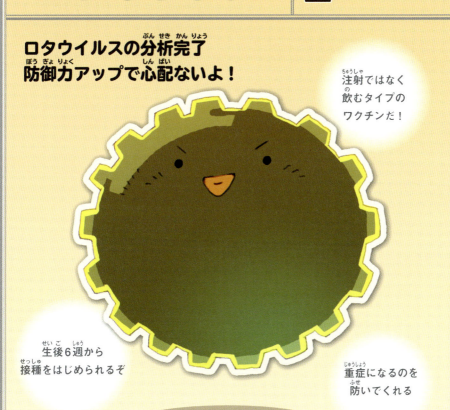

生後6週から
接種をはじめられるぞ

重症になるのを
防いでくれる

- ◎ ロタウイルスによる胃腸炎の予防
- ♥ 2011年11月
- 🏠 グラクソ・スミスクライン＝第一三共＝ジャパンワクチンなど
- ★ [副反応] 腸重積症（腹痛、反復性の嘔吐、血便）など

ロタウイルスによる急性胃腸炎は乳幼児期にかかりやすく、ロタウイルスが口から入って感染すると、水のような下痢・吐き気・嘔吐・発熱・腹痛などの症状が現れます。ロタウイルスの毒性を弱めて病原性をなくした生ワクチンを予防接種として飲むことで、免疫をつけてウイルスの増殖を抑えます。

緩下薬（便秘薬） 胃と腸の章 [▶P.045]

ラキソベロン

ピコスルファートナトリウム
Sodium Picosulfate

錠 内液

たまった便を送り出せ！
腸ではたらくクラフトマン

便に水分を与え
やわらかくする
チカラもある

腸を刺激して
活発に動かし
便秘を治すぞ！

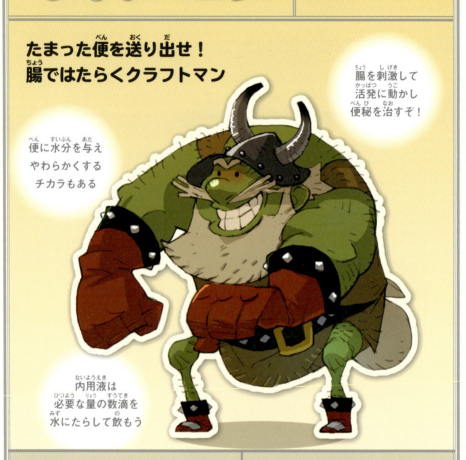

内用液は
必要な量の数滴を
水にたらして飲もう

- ◎ 各種便秘症、術後排便補助など
- ♥ 1980年4月
- ⌂ 帝人ファーマ
- ★ 腹痛など

動きの鈍った大腸の粘膜を刺激する便秘薬です。胃や小腸から吸収されずそのまま大腸に到達し、大腸で腸内細菌のはたらきにより活性化されます。大腸が便を送り出す運動を活発にし、また腸からの水分吸収を妨げて便に水気を与え便をスムーズに押し出します。

排便機能促進薬（便秘薬） 胃と腸の章 [▶P.045]

テレミンソフト

ビサコジル
Bisacodyl
坐

**すばやく駆けつけ腸を刺激！
便秘トラブルの仕事人**

坐剤なので
腸に直接とどいて
はやく効くぞ！

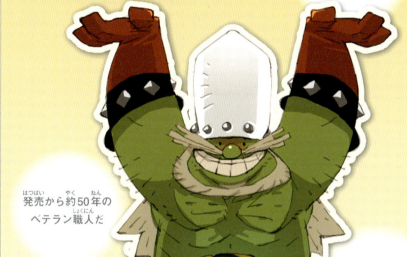

発売から約50年の
ベテラン職人だ

くすりの先を
水で少し濡らすと
入りやすいぞ

- 便秘症など
- 1968年3月
- EAファーマ
- 腹部不快感など

動きの鈍った大腸（特に結腸・直腸）の粘膜を刺激する便秘薬です。大腸が便を送り出す運動を活発にし、また腸からの水分吸収を妨げて便に水気を与えかさ増しして、便を出しやすくします。白色の坐剤の先がとがったほうから、肛門内にできるだけ深く挿入しましょう。

(111)

第一世代セフェム系抗菌薬　胃と腸の章 [▶P.046]

ケフラール

セファクロル
Cefaclor

力 細 顆

**菌の壁をぶちやぶれ！
達人のワザをもつ
武術家**

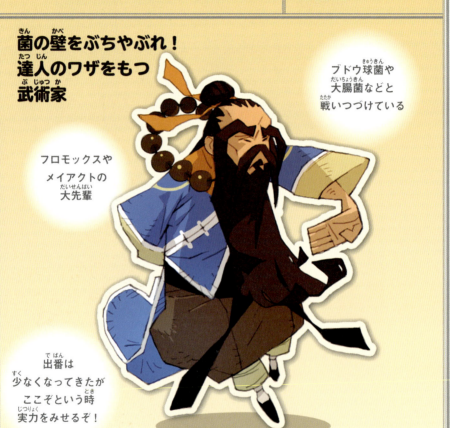

ブドウ球菌や
大腸菌などと
戦いつづけている

フロモックスや
メイアクトの
大先輩

出番は
少なくなってきたが
ここぞという時
実力をみせるぞ！

- ◎ 皮膚感染症、咽頭・喉頭炎、扁桃炎、急性気管支炎、肺炎、膀胱炎、腎盂腎炎など
- ♥ 1982年1月
- 🏠 塩野義製薬
- ★ 腹痛、下痢など

細菌の細胞壁をつくる酵素にくっついて阻害し、細菌が細胞壁を合成できないようにして、細菌の増殖を抑える抗菌薬です。皮膚・呼吸器・尿路・耳鼻科など様々な感染症の治療に使います。ブドウ球菌属や大腸菌などに対して抗菌力を示す、第一世代セフェム系抗菌薬です。

ニューキノロン系抗菌薬 胃と腸の章 [▶P.046]

オゼックス

トスフロキサシン
Tosufloxacin

錠 細 点眼

するどいワザで菌を成敗！
光のニンジャマスター

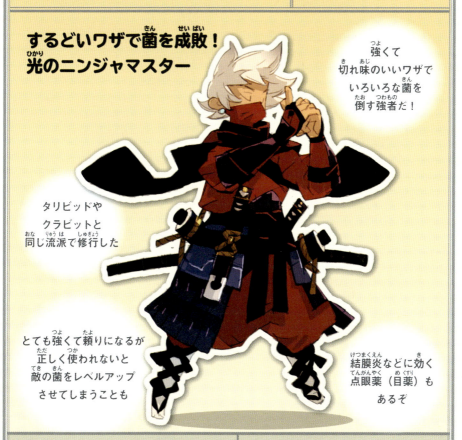

強くて切れ味のいいワザでいろいろな菌を倒す強者だ！

タリビッドやクラビットと同じ流派で修行した

とても強くて頼りになるが正しく使われないと敵の菌をレベルアップさせてしまうことも

結膜炎などに効く点眼薬（目薬）もあるぞ

- ◎ 皮膚感染症、咽頭・喉頭炎、扁桃炎、急性気管支炎、肺炎、膀胱炎、腎盂腎炎など
- ♥ 1990年4月
- 🏠 富山化学工業＝大正富山医薬品
- ★ 下痢、おう吐など

細菌のDNA合成に関わるDNAジャイレースという酵素を阻害し、細菌がDNAを合成できないようにして、細菌の増殖を抑える抗菌薬です。皮膚・呼吸器・尿路・耳鼻科など様々な感染症の治療に使います。初期のニューキノロン系抗菌薬よりも、強い抗菌力をもちます。

113

テトラサイクリン系抗菌薬 胃と腸の章 [▶P.047]

ミノマイシン

ミノサイクリン
Minocycline

錠 顆 カ 注

菌の内部に潜入して制圧！
沈黙のA級捜査官

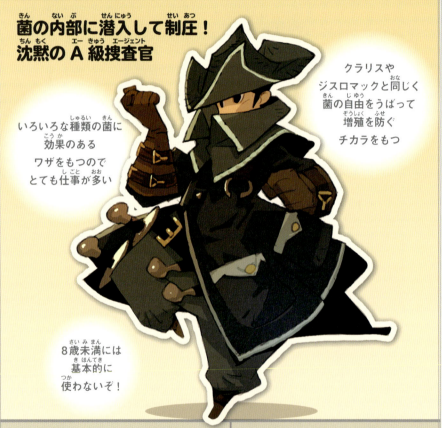

いろいろな種類の菌に
効果のある
ワザをもつので
とても仕事が多い

クラリスや
ジスロマックと同じく
菌の自由をうばって
増殖を防ぐ
チカラをもつ

8歳未満には
基本的に
使わないぞ！

◎ 皮膚感染症、咽頭・喉頭炎、扁桃炎、急性気管支炎、肺炎、膀胱炎、腎盂腎炎など
♥ 1981年9月
□ ファイザー
★ 下痢、食欲不振など

細菌の細胞内にあるリボソームの30Sサブユニットと呼ばれる場所にくっつき、細菌が必要なタンパク質を合成できないようにして、細菌の増殖を抑える抗菌薬です。皮膚・呼吸器・尿路・耳鼻科など様々な感染症の治療に使います。

合成抗菌薬 胃と腸の章 [▶P.047]

バクタ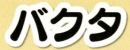

スルファメトキサゾール・トリメトプリム配合剤（ＳＴ合剤）
Sulfamethoxazole-Trimethoprim
錠 顆

**チカラをあわせて菌退治
小さなふたりの魔法使い**

それぞれ別の能力をもったくすりのコンビだ

肺炎や尿路感染症などの治療で活躍している

組み合わさることで菌を倒すチカラがより強くなっているぞ！

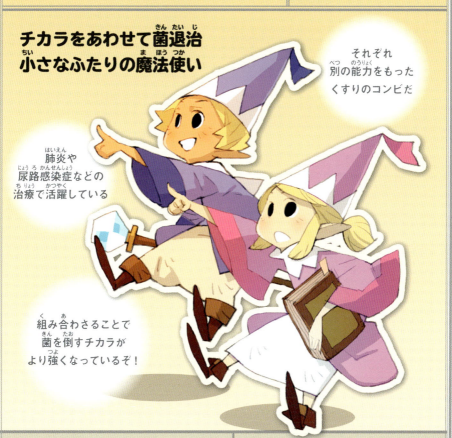

- ◎ 肺炎・慢性呼吸器病変の二次感染、複雑性膀胱炎、感染性腸炎など
- ♥ 1976年6月
- 🏠 塩野義製薬
- ★ 頭痛、食欲不振など

細菌の体内での葉酸合成をできなくして、細菌の増殖を抑える抗菌薬です。細菌が体内で葉酸をつくる反応を阻害する成分スルファメトキサゾールと、葉酸の活性化を阻害する成分トリメトプリムの二つを配合することで、相乗的に抗菌力を強めています。呼吸器・尿路など様々な感染症の治療に使います。

ステロイド薬　皮ふの章 [▶P.050]

ロコイド

ヒドロコルチゾン
Hydrocortisone

軟・ク

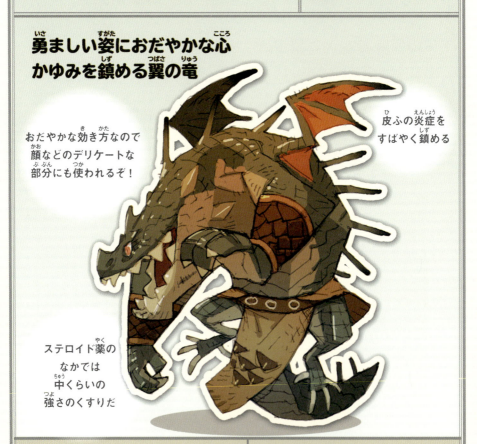

勇ましい姿におだやかな心
かゆみを鎮める翼の竜

おだやかな効き方なので
顔などのデリケートな
部分にも使われるぞ！

皮ふの炎症を
すばやく鎮める

ステロイド薬の
なかでは
中くらいの
強さのくすりだ

- ◎ 湿疹・皮膚炎群など
- ♥ 1975年10月
- 🏠 鳥居薬品
- ★ 皮膚症状（長期間使用した場合など）

体内の副腎皮質から分泌されているホルモンのうち、糖質コルチコイドは炎症やアレルギーを抑える作用があり、構造や作用が似た仲間をステロイドと呼びます。このくすりはステロイド薬の一つで、血管を収縮させる作用があり、皮膚の赤み・腫れ・かゆみなどの炎症を抑えるのに使われます。

ステロイド薬 皮ふの章 [▶P.051]

キンダベート

クロベタゾン
Clobetasone

軟・ク （軟膏剤のみ）

すばやい動きでかゆみをストップ！
子どもが大好きベビードラゴン

強さも効き方も
ロコイドと似ている
くすりだ！

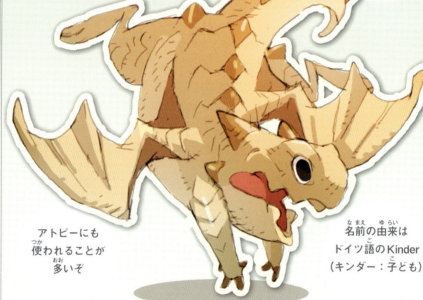

アトピーにも
使われることが
多いぞ

名前の由来は
ドイツ語のKinder
（キンダー：子ども）

- アトピー性皮膚炎、湿疹・皮膚炎など
- 1984年3月
- グラクソ・スミスクライン
- 皮膚症状（長期間使用した場合など）

天然のステロイドに構造を似せてつくられた合成ステロイド薬です。血管を収縮させる作用があり、皮膚の赤み・腫れ・かゆみなどの炎症を抑えるのに使われます。顔や首の患部にも使うことができますが、長い間使う場合は慎重に使いましょう。

第三世代セフェム系抗菌薬　皮ふの章 [▶P.052]

セフゾン

セフジニル
Cefdinir

カ　細

**きたえぬいた拳で菌を打倒！
さすらいの武道家**

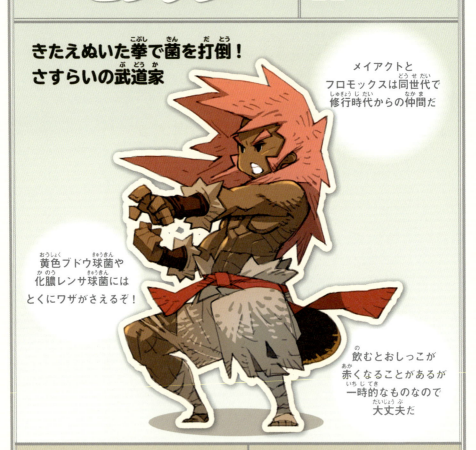

メイアクトと
フロモックスは同世代で
修行時代からの仲間だ

黄色ブドウ球菌や
化膿レンサ球菌には
とくにワザがさえるぞ！

飲むとおしっこが
赤くなることがあるが
一時的なものなので
大丈夫だ

- ◎ 皮膚感染症、咽頭・喉頭炎、扁桃炎、急性気管支炎、肺炎、膀胱炎、腎盂腎炎、中耳炎など
- ♥ 1991年12月
- 🏠 アステラス製薬
- ★ 腹痛、下痢など

細菌の細胞壁をつくる酵素にくっついて阻害し、細菌が細胞壁を合成できないようにして、細菌の増殖を抑える抗菌薬です。とびひ（細菌が皮膚に感染して水ぶくれやかさぶたが広がる伝染性膿痂疹）など皮膚感染症のほか、呼吸器・尿路・耳鼻科など様々な感染症の治療に使います。

第一世代セフェム系抗菌薬 皮ふの章 [▶P.053]

ケフレックス

セファレキシン
Cefalexin

カ 細 顆 シ (シロップ用細粒)

菌との戦いの経験が光る
まだまだ現役！
歴戦の猛者

敵がどの菌かはっきり
わかっている場合には
頼りにされることが
多いぞ！

若手が
育ってきたので
出番は少なくなったが
とびひの治療などで
活躍する

ケフラールの
先輩で互いにワザを
みがきあった仲だ

- ◎ 皮膚感染症、咽頭・喉頭炎、扁桃炎、急性気管支炎、肺炎、膀胱炎、腎盂腎炎、外耳炎など
- ❤ 1970年5月
- 🏠 塩野義製薬
- ⭐ 腹痛、下痢など

細菌の細胞壁をつくる酵素にくっついて阻害し、細菌が細胞壁を合成できないようにして、細菌の増殖を抑える抗菌薬です。とびひなど皮膚感染症のほか、呼吸器・尿路・耳鼻科など様々な感染症の治療に使います。

119

経口補水液 最後の章 [▶P.056]

OS-1 (オーエス ワン)

経口補水液
Oral Rehydration Solution

清涼飲料水

**水分不足に命のしずく
かわきをうるおす
水の精霊**

からだを
水分不足から
救ってくれる
ドリンクだ！

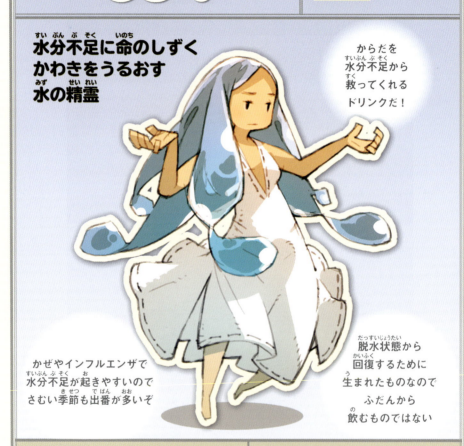

かぜやインフルエンザで
水分不足が起きやすいので
さむい季節も出番が多いぞ

脱水状態から
回復するために
生まれたものなので
ふだんから
飲むものではない

- ◎ 脱水状態など
- ♥ 2004年12月に特別用途食品 個別評価型病者用食品*の表示許可を取得
- 🏠 大塚製薬工場

電解質（ナトリウムやカリウムなど）や糖質（ブドウ糖など）を含んだ飲料水です。一般的なスポーツドリンクよりも電解質の濃度は高く、下痢、嘔吐、発熱、激しい発汗などによって軽度〜中等度の脱水状態になってしまった場合に、水や電解質を素早く口から補給する目的で使います。

120 *特別用途食品のうちで、特定の疾病のための食事療法上の期待できる効果の根拠が医学的、栄養学的に明らかにされている食品として消費者庁が許可した食品のこと。

鉄欠乏性貧血治療薬 最後の章 [▶P.057]

インクレミン

溶性ピロリン酸第二鉄
Ferric Soluble Pyrophosphate

シ

鉄分補給で貧血からお助け！
力持ちの運び屋少女

血液中の赤血球を
つくる材料になる鉄分を
補給するくすりだ

飲むと便が
黒くなることがあるが
一時的なものなので
心配しなくていいぞ

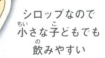

シロップなので
小さな子どもでも
飲みやすい

- 鉄欠乏性貧血
- 1984年6月
- アルフレッサ ファーマ
- 胃部不快感、下痢、便秘など

鉄分を含んだ鉄剤です。血液中の赤血球をつくる材料となる鉄が不足することによって起こる鉄欠乏性貧血に対して使います。鉄を補うことで、鉄欠乏性貧血の症状を改善します。一時的に、歯や舌が着色したり、便が黒くなったりすることがあります。

抗寄生虫薬（駆虫薬） 最後の章 [▶P.058]

コンバントリン

ピランテル
Pyrantel

錠 DS

寄生虫バスター発動！
剛腕うなる黄金の巨神

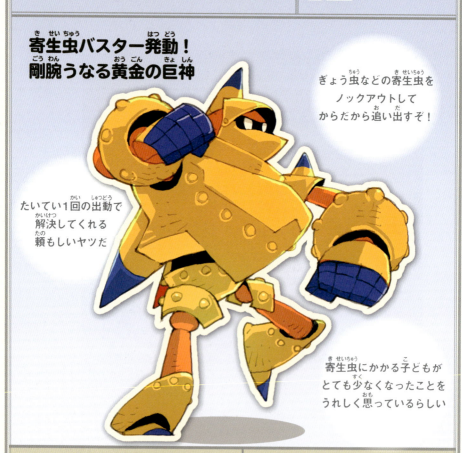

ぎょう虫などの寄生虫を
ノックアウトして
からだから追い出すぞ！

たいてい1回の出動で
解決してくれる
頼もしいヤツだ

寄生虫にかかる子どもが
とても少なくなったことを
うれしく思っているらしい

- ◎ 回虫、鉤虫、ぎょう虫、東洋毛様線虫の駆除
- ♥ 1973年9月
- 🏠 佐藤製薬
- ★ 腹痛、頭痛など

様々な寄生虫を駆除する駆虫薬です。ヒト体内の腸に住みついた寄生虫の神経一筋伝達を遮断して、寄生虫に運動麻痺を起こさせることによって、寄生虫を体の外に追い出します。くすりは消化管から吸収されにくく、腸にいる寄生虫に高濃度で効果的に作用します。

MonSter file
of pathogen

病原体のモンスター
ファイル

各アイコンの説明

✳ … 分類   ⚡ … 感染経路 ＊P.065参照   ❗ … 症状   ⬡ … 形

ウイルス ウイルスは、細菌よりも小さく、細胞がありません。自分で増殖できないので、宿主に寄生します。遺伝情報物質としては、**DNA**あるいは**RNA**のどちらかを持っています。

細菌 細菌は、ウイルスよりも大きい、単細胞生物です。一般細菌は、自分で増殖できます。遺伝情報物質としては、DNAを持っています。細菌をグラム染色という方法で染めると、細菌の細胞壁の厚さによって染まる色が変わり、紫色に染まる**グラム陽性菌**と赤色に染まる**グラム陰性菌**に分けられます。また、細菌の形態には、**球菌**（球状）、**桿菌**（細長い棒状）、**らせん菌**（らせん状）があります。

寄生虫 寄生虫は、細菌よりも大きい、多細胞生物です。宿主に寄生しないと、増殖・生存できません。寄生虫の体の構造から、線虫類、条虫類、吸虫類に分けられます。

123

ウイルス **RNAウイルス** インフルエンザ [▶ P.016]

インフルエンザウイルス

Influenza virus

驚異のスピードで大暴れ
かぜとは段違いの凶悪ウイルス！

空気が乾燥する
冬は特に
感染しやすいぞ

急速に増殖するので
潜伏期間は
約1〜3日間と短い

かぜに比べて
急激に高熱、
頭痛などの症状が

あらわれるのが
特徴だ！

"インフルエンザ"は
"影響"という意味の
イタリア語が
もとになっている

✳	オルトミクソウイルス科
⚡	飛沫感染、接触感染など
❗	突然の高熱、頭痛、関節痛・筋肉痛など全身の症状、咳、のどの痛み、鼻水など

インフルエンザは、主に12〜3月頃に流行します。インフルエンザウイルスにはA型、B型、C型がありますが、大きな流行の原因になるのはA型とB型です。

ウイルス RNAウイルス おたふくかぜ（流行性耳下腺炎）[▶P.020]

ムンプスウイルス

Mumps virus

強い感染力で子どもを狙う
ふくれっつらウイルス

感染すると
耳の下あたりが
ぷっくり腫れるぞ！

おたふくかぜが
歴史に登場したのは
約2500年も
前らしいぞ

3〜6歳の
子どもが
かかることが
多いぞ

潜伏期間は
約2〜3週間と
ちょっと長めだ

- ☀ パラミクソウイルス科
- ⚡ 飛沫感染、接触感染など
- ❗ 両側または片側の耳下腺の腫れ、ものを噛むときの顎の痛み、数日の発熱など

流行性耳下腺炎は、耳の下あたりが腫れてふくらみ、おたふくのお面のようになることから、おたふくかぜとも言われています。

ウイルス **DNAウイルス** 水ぼうそう [▶P.021]

水痘・帯状疱疹ウイルス

Varicella zoster virus

**プチプチかゆい水ぶくれ
全身荒らしのウイルス**

感染してしまった
場合は抗ウイルス薬や
かゆみどめで治療する

全身に水ぶくれができて
その後
かさぶたになるぞ

潜伏期間は
約2週間だ

水ぼうそうが治っても
大人になると帯状疱疹が
出ることがあるぞ！

🏵 ヘルペスウイルス科
⚡ 空気感染、接触感染、飛沫感染など
❗ 発疹、発熱など

水痘（水ぼうそう）は、はじめ皮膚の表面が赤くなり、全身に水疱ができた後、最後はかさぶたになって治ります。しかし、治っても免疫力が弱まったときに、帯状疱疹を起こすことがあります。

ウイルス RNAウイルス 風しん（三日はしか）[▶P.022]

風しんウイルス

Rubella virus

忘れたころに大流行！
忍びよる気まぐれウイルス

赤くてプツプツと
小さな発疹が
全身に出るぞ！

感染力は水ぼうそうや
麻しんほど強くなく
症状も軽めだが
甘くみてはいけない

潜伏期間は
約2〜3週間とやや長い
症状は3日ほどで
おさまることが多い

かつては5〜6年ごとに
全国で大流行していたが
いまは地域ごとで
流行に差があるようだ

✱ トガウイルス科
💧 飛沫感染など
❗ 発熱、発疹、リンパ節の腫れなど

風しんウイルスは、妊婦に感染すると胎児にも感染し、出生児に白内障・先天性心疾患・難聴などの症状がみられる〝先天性風疹症候群〟を引き起こすことがあります。

ウイルス　RNAウイルス　麻しん（はしか）[▶P.022]

麻しんウイルス

Measles virus

古の時代にも暴れまくった
恐怖の感染力をもつ災いのウイルス

風しんに比べて
感染力がとても強く
一人がかかると
つぎつぎに感染する

日本では
1000年以上前から
暴れまわっている
らしいぞ

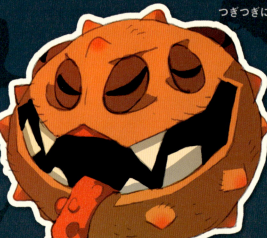

皮ふからボコっと
少し盛り上がるような
赤い発疹が
全身に出るぞ！

潜伏期間は
約10〜12日だ

- パラミクソウイルス科
- 空気感染、飛沫感染、接触感染など
- 発熱、咳、鼻水、発疹など

麻しん（はしか）は、春から初夏にかけて多く流行します。麻しんの感染力は非常に強く、免疫のない人が感染するとほとんどが発症すると言われています。

ウイルス **DNAウイルス** 口唇ヘルペス [▶P.025]

ヘルペスウイルス（単純ヘルペスウイルス）

Herpes simplex virus

じっとまってる不気味なヤツ
くちびるをうばう激痛ウイルス

ふだんは
息をひそめているが

かぜをひいたりして
免疫力が弱くなると暴れだす

くちびるの上や
まわりに
ウイルスがつまった
水ぶくれができて
とても痛いぞ

乳幼児（0〜6歳）の
ときに感染しても
症状が出ないことも
多いようだ

一度感染すると
一生付き合うことになる

やっかいなヤツだ

⚙ ヘルペスウイルス科

⚡ 接触感染、母子感染など

❗ 小さい水ぶくれ、浅い潰瘍、痛みなど

単純ヘルペスウイルスは、出産までに産道などを通じて母から子へ感染し、新生児ヘルペス症を引き起こすことがあります。

ウイルス RNAウイルス ロタウイルス感染症 [▶P.044]

ロタウイルス

Rotavirus

**胃腸を狙うのろいの車輪
よごれもののゴロツキウイルス**

胃腸症状がはげしく
白っぽい下痢便が
出ることもある。
脱水症状に要注意だ！

世界中の子どもの
ほとんどが
このウイルスの
攻撃を経験している

車輪のような
すがたをしているぞ

感染力が
とても強いうえ
アルコール消毒が
あまり効かない強敵だ

- ✳ レオウイルス科
- ⚡ 経口感染など
- ❗ 水のような下痢、吐き気、嘔吐、発熱、腹痛など

ロタウイルスは、患者の便にも大量に含まれ、ロタウイルスが付いた手などを介して口から入ることで感染します。"ロタ"はラテン語で車輪を意味し、車輪のような形をしています。潜伏期間は約2〜4日間です。

細菌　グラム陽性菌（＋）　咽頭炎 [▶P.036]

化膿レンサ球菌 （A群β溶血性レンサ球菌）

Streptococcus pyogenes

のどを狙ってひと暴れ！
悪がつらなる病原菌

感染すると熱が出て
のどが真っ赤にはれて
つばを飲みこむのも
つらいことがあるぞ

"溶連菌感染症"といえば
ほとんどコイツが原因だ！

ヒトののどや
皮ふなどにも
感染するぞ

学童期（6〜12歳）の
子どもが咽頭炎に
感染しやすい

✿ Streptococcus（ストレプトコッカス）属
⚡ 飛沫感染など
！ 咽頭炎、とびひなど
⬡ 球菌

球菌が直鎖上に並んで連なった鎖のようにみえることから、連鎖菌（レンサ菌）と命名されました。なかでも化膿レンサ球菌は、溶連菌（溶血性レンサ球菌）の一種です。

細菌　グラム陽性菌（＋）　中耳炎 [▶ P.037]

肺炎球菌（肺炎レンサ球菌）

Streptococcus pneumoniae

子どもの耳に不法侵入
凶暴コンビの病原菌

肺炎や髄膜炎も
おこすぞ！

球が2つ
くっついた
形をしている
双球菌という種類

血液に侵入すると
重い病気を
ひきおこすこともある
危険なヤツだ

小さな子どもの
鼻とのどの間あたりに
よくひそんでいる

✶ Streptococcus（ストレプトコッカス）属
⚡ 飛沫感染など
❗ 肺炎、中耳炎、菌血症、細菌性髄膜炎など
⬡ 球菌

肺炎球菌は、鼻やのどに住んでいて、気道の分泌物に含まれます。免疫力の弱った人に感染すると、肺炎などの原因となります。

132

細菌 グラム陽性菌(＋) 結膜炎 [▶ P.039] とびひ [▶ P.053]

黄色ブドウ球菌

Staphylococcus aureus

ふれちゃいけない毒の果実
黄色いけがれの病原菌

食中毒の原因でも
有名な菌だ

ブドウのように
菌が集まった
すがたをしていて
結膜炎やとびひなどを
おこすぞ！

くすりとの戦いで
成長して強くなってしまい
一部のくすりが効かない菌が
あらわれてきている

鼻の穴や
手の指や腸の中など
体のいろんなところに
ひそんでいるぞ！

- ✴ Staphylococcus（スタフィロコッカス）属
- ⚡ 接触感染、経口感染など
- ❗ 食中毒、結膜炎、とびひなど
- ◎ 球菌

球菌がブドウの房のように並んでみえるため、ブドウ球菌と命名されました。黄色ブドウ球菌は、食品中にエンテロトキシンという耐熱性の外毒素を産生し、激しい嘔吐をともなう食中毒をおこします。

133

細菌 グラム陰性菌（ー） 中耳炎 [▶P.037]

インフルエンザ菌

Haemophilus influenzae

名前のカン違いには要注意！
耳の穴をおそう病原菌

感染しても
インフルエンザには
ならないぞ

インフルエンザの
原因と間違えられて
この名前になった
まぎらわしいヤツだ

中耳炎の原因とはべつの
「b型」とよばれる菌は
どう猛な性格で髄膜炎という
重い病気もおこす

中耳炎の多くは
肺炎球菌やコイツが
原因だぞ！

- ✳ Haemophilus（ヘモフィルス）属
- ⚡ 飛沫感染、接触感染など
- ❗ 中耳炎など [b型：髄膜炎、喉頭蓋炎、肺炎など]
- ⬡ 桿菌

菌をおおう"きょう膜"という膜のないタイプの菌は中耳炎などを起こし、膜のあるタイプのヘモフィルス・インフルエンザb型（Hib：ヒブ）は髄膜炎などを起こします。

細菌　グラム陰性菌（一）　外耳炎　[▶P.038]

緑膿菌

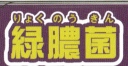

Pseudomonas aeruginosa

病で目覚める悪魔の心
緑のあぶない病原菌

ふだんはおとなしく
自然の中にとけこんで
くらしている

病気などで免疫力が
弱っているヒトを
狙っておそうぞ！

傷口にコイツが
住みつくと
膿が緑色になるぞ

毒は弱めだが
病人をねらうので
重症になることがある

- Pseudomonas（シュードモナス）属
- 接触感染など
- 呼吸器感染症、敗血症、外耳炎など
- 桿菌

緑膿菌は、広く自然界に住んでいます。健康な人には病原性はないものの、免疫力が弱った人には感染するという日和見（ひよりみ）感染を起こします。

135

細菌　グラム陰性菌（一）尿路感染症　[▶P.047]

大腸菌

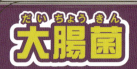

Escherichia coli

腹痛＆下痢のトラブルメーカー
腸内界をさわがす病原菌

健康なヒトの腸の
中にもすんでいて
ふだんはおとなしい

大腸以外の場所に
入りこんで暴れだす

大腸菌の中でも
特に凶悪なのは
食中毒で有名なO-157

尿路感染症の
多くは
コイツのしわざだ！

- Escherichia（エスケリキア）属
- 経口感染、接触感染など
- 食中毒、尿路感染症など
- 桿菌

病原性のある大腸菌のなかでも、牛などの糞便に生息するO-157といった腸管出血性大腸菌は、加熱していない牛肉などの食品を通じて体内に入り込み、ヒトの腸内でベロ毒素という外毒素を産生し、激しい腹痛や血便をともなう食中毒を起こします。

136

細菌 グラム陰性菌（−） マイコプラズマ肺炎 [▶P.014]

マイコプラズマ

Mycoplasma

肺にとどろく ナゾの咳
正体はミステリアス微生物

細菌の仲間だが
からだは一番小さくて
決まった形ももたない
変わり者だ

肺炎球菌とは
違うタイプの
肺炎をおこすぞ！

潜伏期間は
約2〜3週間と
けっこう長め

特殊な
予防方法はない。
流行している時期には
手洗いとうがいが
大切だ

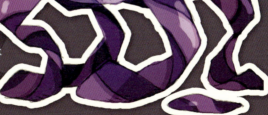

- Mycoplasma（マイコプラズマ）属
- 飛沫感染、接触感染など
- マイコプラズマ肺炎など
- 不定形

マイコプラズマは他の菌と違い細胞壁をもっていませんが、生物学上では細菌に分類されます。マイコプラズマ肺炎（非定型肺炎）にかかると、発熱・全身のだるさ・頭痛・咳などが起こり、解熱後も咳が長く続くのが特徴です。

137

寄生虫 ぎょう虫症 [▶P.059]

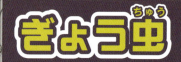

ぎょう虫

Enterobius vermicularis

腸にすみつく白い怪物！
ねむりをうばう寄生虫

寄生したヒトの
おしりの穴に
約1万個の卵を生む

卵が原因の
かゆみで落ち着きが
なくなったり
寝不足に
なったりするぞ！

2002年度から
小学生が感染している
割合は1％以下と
とても低く
なっているぞ

2015年度までは
ぎょう虫検査*は
小学校で必ず
行われていた

- ぎょう虫科
- 経口感染など
- 肛門周辺のかゆみなど

ぎょう虫は、主にヒトの大腸に寄生し、夜ヒトが眠っている間にメスが肛門の近くに出てきて卵を産みます。それにともない肛門の近くにかゆみを生じ、寝不足になることがあります。

＊朝、起床時に肛門の近くにセロハンテープを貼りつけて、顕微鏡で卵を検出する方法。

さくいん

商品名 (しょうひんめい) ※ワクチン類は一部商品名としていないものもあり

英
MR ワクチン(エムアール) ………… 023, 089
OS-1(オーエスワン) ………… 056, 120

あ行
アスベリン ……………… 012, 076
アレグラ ……………… 030, 094
アレジオン ……………… 031, 096
アンヒバ ……………… 010, 073
イソジン ……………… 013, 079
イナビル ……………… 017, 085
インクレミン ……………… 057, 121
インフルエンザ
　ワクチン ……………… 016, 083
オゼックス ……………… 046, 113
おたふくかぜ
　ワクチン ……………… 020, 086

か行
カチリ ……………… 021, 088
カロナール ……………… 010, 072
キンダベート ……………… 051, 117
クラビット ……………… 039, 105

クラリス ……………… 014, 080
クラリチン ……………… 031, 097
ケフラール ……………… 046, 112
ケフレックス ……………… 053, 119
コンバントリン ……………… 058, 122

さ行
ザイザル ……………… 030, 095
サワシリン ……………… 036, 101
ジスロマック ……………… 014, 081
セフゾン ……………… 052, 118
ゾビラックス ……………… 024, 090

た行
ダイアップ ……………… 011, 075
タミフル ……………… 017, 084
タリビッド ……………… 038, 104
デカドロン ……………… 015, 082
テレミンソフト ……………… 045, 111

な は行
ナウゼリン ……………… 043, 108
バクタ ……………… 047, 115

パタノール ……………… 031, 098
バルトレックス ……………… 024, 091
ビオフェルミン ……………… 042, 106
ヒルドイド ……………… 032, 099
ブルフェン ……………… 011, 074
フロモックス … 037, 053, 102
ホクナリン ……………… 029, 092

ま行
水ぼうそうワクチン(みず) … 021, 087
ミノマイシン ……………… 047, 114
ムコサール ……………… 012, 077
ムコダイン ……………… 013, 078
メイアクトMS(エムエス) … 037, 052, 103
メプチン ……………… 029, 093

ら わ行
ラキソベロン ……………… 045, 110
ロコイド ……………… 050, 116
ロタワクチン ……………… 045, 109
ロペミン ……………… 042, 107
ワセリン ……………… 033, 100

成分名 (せいぶんめい)

英
L-カルボシステイン(エル) ……… 078

あ行
アシクロビル ……………… 090
アジスロマイシン ……………… 081
アセトアミノフェン … 072, 073

アモキシシリン ……………… 101
アンブロキソール ……………… 077
イブプロフェン ……………… 074
インフルエンザ
　HAワクチン(エイチエー) ……… 083
エピナスチン ……………… 096
オセルタミビル ……………… 084

オフロキサシン ……………… 104
オロパタジン ……………… 098

か行
乾燥弱毒生おたふくかぜ(かんそうじゃくどくなま)
　ワクチン ……………… 086
乾燥弱毒生水痘ワクチン(かんそうじゃくどくなますいとう) ……… 087

139

乾燥弱毒生麻しん風しん混合
　ワクチン ……………… 089

クラリスロマイシン ……… 080

クロベタゾン ………………… 117

経口弱毒生ヒトロタウイルス
　ワクチン ……………… 109

経口補水液 ………………… 120

さ行

ジアゼパム ………………… 075

スルファメトキサゾール・
　トリメトプリム配合剤 … 115

セファクロル ……………… 112

セファレキシン …………… 119

セフカペン　ピボキシル … 102

セフジトレン　ピボキシル … 103

セフジニル ………………… 118

た行

チペピジン ………………… 076

ツロブテロール …………… 092

デキサメタゾン …………… 082

トスフロキサシン ………… 113

ドンペリドン ……………… 108

は・ま行

白色ワセリン ……………… 100

バラシクロビル …………… 091

ピコスルファート
　ナトリウム ……………… 110

ビサコジル ………………… 111

ヒドロコルチゾン ………… 116

ピランテル ………………… 122

フェキソフェナジン ……… 094

フェノール・酸化亜鉛 …… 088

プロカテロール …………… 093

ヘパリン類似物質 ………… 099

ポビドンヨード …………… 079

ミノサイクリン …………… 114

や・ら行

溶性ピロリン酸第二鉄 …… 121

ラクトミン ………………… 106

ラニナミビル ……………… 085

レボセチリジン …………… 095

レボフロキサシン ………… 105

ロペラミド ………………… 107

ロラタジン ………………… 097

病原体

ウイルス

インフルエンザ
　ウイルス ………… 016, 124

水痘・帯状疱疹
　ウイルス ………… 021, 126

風しんウイルス …… 022, 127

ヘルペスウイルス … 025, 129

麻しんウイルス …… 022, 128

ムンプスウイルス …… 020, 125

ロタウイルス ………… 044, 130

細菌

インフルエンザ菌 …… 037, 134

黄色ブドウ球菌 … 039, 053, 133

化膿レンサ球菌 …… 036, 131

大腸菌 ……………… 047, 136

肺炎球菌 …………… 037, 132

マイコプラズマ …… 014, 137

緑膿菌 ……………… 038, 135

寄生虫

ぎょう虫 …………… 059, 138

参考図書

- 各医薬品の添付文書およびインタビューフォーム
- 「保育所における感染症対策ガイドライン 2012年改訂版」厚生労働省、2012年
- 「保険薬事典Plus＋ 平成28年4月版」じほう、2016年
- 「治療薬ハンドブック2016」じほう、2016年
- 「治療薬ハンドブック2012 別冊付録 主な小児用製剤の用量と性状」石川洋一／編　じほう、2012年
- 「小児感染対策マニュアル」五十嵐隆／監　じほう、2015年
- 「乳幼児・小児服薬介助ハンドブック」五十嵐隆／監　じほう、2013年

あとがき

　子どものくすりって、悪者をやっつけたり、難題をクリアしたり、なんだかゲームの世界みたい。いろんなステージをめぐりながら、くすりたちが活躍する冒険の旅へ！　体の中は、まるで大自然のような世界。荒れた体の中は、くすりを使って守ってみせる。悪さをする細菌やウイルスがいたら、くすりを使ってアタック。なんと最後には、ラスボスが出現…！　くすりの力で、強敵を倒すことはできるのか?!

　それぞれのキャラのスキルを知るには、後半のキャラクターファイルが役立ちます。実はキャラの見た目には意味があって、くすり本来の特徴がいかされています。例えば、ウイルスとワクチンがなぜ似たような姿をしているのか。読んでくすりのことを深く知っていくと、キャラがその姿をしている理由がみえてくるはず。その隠されたメッセージをぜひ読み解いてみてください。

　この本は、『じほう図鑑シリーズ』の第2弾です。第1弾は大人向けのくすりが多く登場しましたが、第2弾は子ども向けのくすりがメイン。「子どもも読むから、子どもが使うくすりのキャラもつくってほしい」との声をいただき、子ども向けのくすりの絵本ができました。

　セリフを声に出して、親子で一緒に楽しんでもらえたら。くすりが苦手な子が、少しでも前向きな気持ちになってくれたら。薬剤師になりたいという夢のある子が、くすりの世界に興味を持ってくれたら。そんな願いもこめて…。

　最後に、この本に携わってくださった、株式会社じほうの皆様、株式会社ビーコムの島田栄次様と柘植智彦様、イラストレーターの松浦聖様、臨床アドバイザーの石川洋一先生、株式会社アミューズの皆様、読者の皆様、支えてくださった全ての方々へ。本当にどうもありがとうございました。

2017年1月

木村　美紀

● 著者

木村 美紀 きむら みき
[薬学博士・薬剤師]

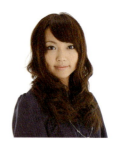

1985年、東京都生まれ。東京大学薬学部卒業。東京大学大学院薬学系研究科博士課程修了。東邦大学薬学部薬学総合教育部門講師として、薬学総合講義を担当。また、明治大学理工学部応用化学科講師として、化学実験の講義を担当。その他これまで担当した授業科目は、化学、薬理学、生化学、基礎科学実験、人間と健康など。一方、テレビ出演、書籍の執筆、講演など、幅広く活躍。主な著書は『王様のくすり図鑑』(じほう)、『東大姉妹の合格勉強術』(集英社)ほか。アミューズ所属。

● 作画

松浦 聖 まつうら さとし
[キャラクターデザイナー]

株式会社スクウェア（現株式会社スクウェア・エニックス）にデザイナーとして入社、『聖剣伝説レジェンド オブ マナ』、『ファイナルファンタジーⅩ』などの制作に携わる。同社を退社後、『ブレイブリーデフォルト』、『リトル ノア』など、さまざまなゲームのキャラクターやモンスターのデザイン、アートディレクションを手がけている。

● 制作

株式会社 ビーコム

1998年創業。医療系、理工系専門の企画編集・デザインプロダクション。難しいことをやさしく伝えるためにイラストレーションやマンガ表現を用いた初学者向けの書籍や雑誌を多く手がける。
URL：http://www.becom.jp/

臨床アドバイザー **石川 洋一** [国立成育医療研究センター薬剤部長]
小児医療の専門家。国立病院機構東京医療センター勤務、国立成育医療研究センター副薬剤部長を経て現職。主な著書に『小児科領域の薬剤業務ハンドブック第2版』(じほう)、『妊娠・授乳とくすりQ&A 第2版』(じほう)ほか。

王子様のくすり図鑑

定価 本体1,600円(税別)

平成29年1月31日 発 行

著 者	木村 美紀 （きむら みき）	
作 画	松浦 聖 （まつうら さとし）	
制 作	株式会社 ビーコム	
発行人	武田 正一郎	
発行所	株式会社 じほう	

101-8421 東京都千代田区猿楽町1-5-15 (猿楽町SSビル)
電話 編集 03-3233-6361 販売 03-3233-6333
振替 00190-0-900481
＜大阪支局＞
541-0044 大阪市中央区伏見町2-1-1 (三井住友銀行高麗橋ビル)
電話 06-6231-7061

©2017 　　　　組版 (株)ビーコム 　印刷 シナノ印刷 (株)
Printed in Japan

本書の複写にかかる複製，上映，譲渡，公衆送信（送信可能化を含む）の各権利は
株式会社じほうが管理の委託を受けています。

JCOPY ＜(社)出版者著作権管理機構 委託出版物＞
本書の無断複製は著作権法上での例外を除き禁じられています。
複製される場合は，そのつど事前に，(社)出版者著作権管理機構（電話 03-3513-6969，
FAX 03-3513-6979，e-mail：info@jcopy.or.jp）の許諾を得てください。

万一落丁，乱丁の場合は，お取替えいたします。
ISBN 978-4-8407-4909-1

王様のくすり図鑑

The King's Medicine Illustration Book

著 木村美紀　作画 Hama-House

シリーズ第1弾も好評販売中！

"くすりってなに？"

みんなが知っているくすり**全58種類**が個性的なキャラクターになって王様のからだの中で奮闘する姿を描いたビジュアル図鑑

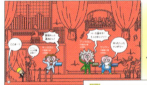

ごくりと飲んだときから，くすりの冒険がはじまる！からだの中で働いて，変化して，治療するくすりの奮闘ぶりを**絵本**のように描いています。

楽しみながらくすりの働きや特徴がわかり，ちょっぴり**くすりの知識**も身につきます。

- A5変型判／128頁（オールカラー）2016年1月刊
  定価（本体 1,600円＋税）
  ISBN：978-4-8407-4774-5

2017年春発刊予定！
第3弾は「皇帝の漢方薬図鑑」！！

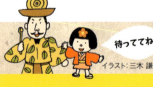

待っててね

イラスト：三木 謙次

株式会社じほう
http://www.jiho.co.jp/

〒101-8421 東京都千代田区猿楽町1-5-15 猿楽町SSビル　TEL.03-3233-6333 FAX.0120-657-769
〒541-0044 大阪市中央区伏見町2-1-1 三井住友銀行高麗橋ビル　TEL.06-6231-7061 FAX.0120-189-015